AME 外科系列图书 6B021

ERAS 神经外科手册

主编：贺世明　高国栋
　　　王　硕　康德智

中南大学出版社
www.csupress.com.cn
·长沙·

AME
Publishing Company

图书在版编目（CIP）数据

ERAS 神经外科手册 / 贺世明等主编 . —长沙：中南大学出版社，
2019.11

（AME 外科系列图书）

ISBN 978 - 7 - 5487 - 3849 - 7

Ⅰ.①E　Ⅱ.①贺…　Ⅲ.①神经外科手术—手册　Ⅳ.① R651-62

中国版本图书馆 CIP 数据核字（2019）第 265631 号

AME 外科系列图书 6B021

ERAS 神经外科手册

ERAS SHENJING WAIKE SHOUCE

贺世明　高国栋　王　硕　康德智　主编

□丛书策划	郑　杰　汪道远	
□项目编辑	陈海波　廖莉莉	
□责任编辑	谢新元　江苇妍　王仁芳	
□责任校对	杨　瑾	
□责任印制	易红卫　潘飘飘	
□版式设计	林子钰　胡晓艳	
□出版发行	中南大学出版社	
	社址：长沙市麓山南路　　邮编：410083	
	发行科电话：0731-88876770　传真：0731-88710482	
□策 划 方	AME Publishing Company 易研出版公司	
	地址：香港沙田石门京瑞广场一期，16 楼 C	
	网址：www.amegroups.com	
□印　　装	天意有福科技股份有限公司	
□开　　本	787×960　1/44　□印张 4.5　□字数 154 千字　□插页 2	
□版　　次	2019 年 11 月第 1 版　□2019 年 11 月第 1 次印刷	
□书　　号	ISBN 978 - 7 - 5487 - 3849 - 7	
□定　　价	59.00 元	

主编介绍

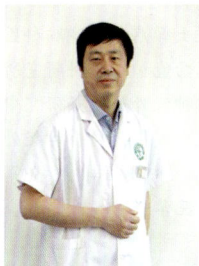

贺世明 博士学位，主任医师

西安国际医学中心神经外科

教育经历：1995年毕业于第四军医大学医疗系获学士学位，2001年获外科学硕士学位，2005年获外科学博士学位。2008年晋升副主任医师、副教授，2018年晋升主任医师。

学术任职：中国医师协会神经外科专业委员会专科医师考核委员会委员，陕西省保健协会脑血病防治专业委员会主任委员，陕西省保健协会神经系统疾病微创联盟执行主席，陕西省神经外科学会委员，陕西省神经外科医师协会常务委员，陕西省抗癌协会临床肿瘤学协作专业委员会常委。中国医师协会神经修复委员会青年分会委员。

医疗工作：擅长神经系统肿瘤诊治，尤其专长于难度最大的颅底肿瘤、内镜颅底和脊柱脊髓疾病的显微神经外科手术治疗。手术精细微创，效果良好。完成世界首例神经内镜经鼻中脑海绵状血管瘤切除术。国际上率先开展神经外科ERAS临床工作，并且发表第一篇神经外科ERAS前瞻性临床对照研究。国内首先开展神经外科日间手术（垂体腺瘤）工作。

科研工作：主持国家自然科学基金面上项目一项（在研）。获军队医疗成果一等奖、全军教学成果二等奖各1项；第一作者或通讯作者发表SCI论文18篇，参编专著3部。获国家发明专利1项。

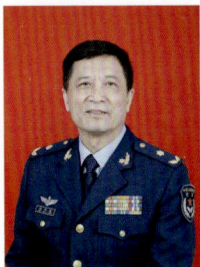

高国栋 博士学位，主任医师、二级教授，博士生导师

空军军医大学唐都医院神经外科

空军军医大学唐都医院脑科医院院长，全军功能神经外科研究所所长，陕西省神经外科疾病研究中心主任。现任中国医师协会神经外科分会副会长、中华医学会/全军神经外科分会常委/副主任委员、中华医学会神经外科分会功能神经外科学组组长等学术职务。

从事神经外科工作40多年，在颅面部血管病和高血运肿瘤血管内栓塞与手术综合治疗、微电极引导定向手术治疗帕金森病、微创定向手术戒毒的基础研究和临床诊治等领域取得了多项创新成果，以娴熟的显微神经外科技术治愈了大量疑难复杂的颅内和脊髓内肿瘤患者。

承担国家973、863、国科金重点项目等国家及省部级课题20余项；获国家科学技术发明二等奖1项、军队科技重大成果奖和军队医疗成果一等奖各2项、省部级二等奖4项；获国家实用新型专利及技术发明4项；第一或通讯作者发表SCI论文104篇，中文源期刊400余篇，主编、参编专著10部；培养博士后3名、博士研究生77名，硕士生85名。

曾荣立二等功2次、三等功3次，并获国家特殊津贴、全军育才金奖、基层建设标兵、科技银星等荣誉。

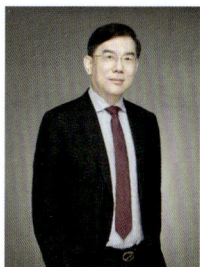

王 硕 主任医师，教授，
博士生导师

首都医科大学附属北京天坛医院神经外科

现任首都医科大学附属北京天坛医院神经外科主任，脑血管病房主任，首都医科大学神经外科学院副院长，一系主任。现任中华医学会神经外科学分会主任委员；中国卒中学会脑血管外科分会主任委员；中国医师协会神经外科医师分会常委等学术任职。

每年完成脑血管病和颅内肿瘤手术500台以上，手术致残率和死亡率低至国际先进水平。承担"十二五"和"十三五"等多项国家级和省市级基础和临床的脑血管疾病课题。获国家科技进步二等奖3次，北京市科技进步奖5次，中华医学会科技奖3次，获北京市跨世纪人才和2005—2006年度卫生部有突出贡献中青年专家。2009年特聘为"卫生部抗生素临床合理应用全国普及计划"核心专家，2010年特聘为卫生部人才中心全国领域专家，2011年获国务院颁发的特殊津贴，发表学术论文100余篇，其中SCI文章40余篇。主编和参编多部神经外科专业书籍。担任《中华医学杂志》编委，《中华神经外科杂志》副总编辑，《中华神经外科杂志》（英文版）副总编辑，《中国卒中杂志》编委，《中国临床神经外科杂志》编辑委员会编委等。

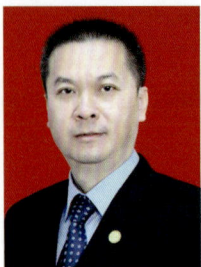

康德智 教授，主任医师，博士生导师

福建医科大学附属第一医院神经外科

福建医科大学附属第一医院院长、党委副书记，福建省神经医学中心主任，神经外科教授、主任医师、博士生导师，享受国务院政府特殊津贴，国家卫生健康委员会突出贡献中青年专家，福建省科技创新领军人才。

主要专科特长和研究方向：脑血管病、脑胶质瘤与鞍区肿瘤、功能性脑病、神经外科重症。

主要学术任职：国家卫生健康委员会脑防委出血性卒中外科专业委员会主委；中国医师协会神经外科医师分会副会长；国家卫生健康委员会能力建设和继续教育神经外科学专家委员会副主委；中国卒中学会重症脑血管病分会副主委；中国神经科学学会神经损伤与修复分会副主委；中国医促会、中国医药教育协会加速康复外科分会副主委；中国抗癌协会脑胶质瘤专业委员会副主委；中华医学会神经外科学分会常委、副秘书长、脑血管外科学组组长；世界华人神经外科协会常委；中国抗癫痫协会常务理事；中国神经外科重症管理协作组组长；福建省医学会神经外科学分会主任委员；福建省抗癫痫协会会长。

兼任 Chinese Neurosurgical Journal、《中华神经医学杂志》、《中华神经创伤外科电子杂志》、《中华脑科疾病与康复杂志（电子版）》、Neurosurgery（中文版）5本杂志副主编及 Chinese Medical Journal、《中华神经外科杂志》等13本杂志编委。

主编：

贺世明　西安国际医学中心神经外科

高国栋　空军军医大学唐都医院神经外科

王　硕　首都医科大学附属北京天坛医院神经外科

康德智　福建医科大学附属第一医院神经外科

副主编（以姓氏拼音首字母为序）

柴　伟　西安国际医学中心麻醉科

邓剑平　空军军医大学唐都医院神经外科

姜　雪　空军军医大学唐都医院神经外科手术室

李正民　空军军医大学唐都医院麻醉科

刘柏麟　西安国际医学中心神经外科

陆　丹　西安国际医学中心神经外科

孙绪德　空军军医大学唐都医院麻醉科

王　元　空军军医大学唐都医院神经外科

叶　琳　空军军医大学唐都医院营养科

赵彬芳　空军军医大学唐都医院神经外科

赵天智　空军军医大学唐都医院神经外科

编委（以姓氏拼音首字母为序）

曹亚妮　空军军医大学唐都医院神经外科

陈　虎　空军军医大学唐都医院神经外科

陈　磊　西安国际医学中心神经外科

陈　琳　空军军医大学唐都医院神经外科

陈　隆　空军军医大学唐都医院神经外科

陈　琼　空军军医大学唐都医院神经外科

程莎莎　空军军医大学唐都医院神经外科手术室

杜艳华　空军军医大学唐都医院神经外科

樊　婷　空军军医大学唐都医院神经外科

高君梅　西安国际康复医学中心护理部

郭　青　西安国际医学中心感控办

韩海静　西安国际医学中心神经外科

侯　芳　西安国际康复医学中心护理部

靳俊功　西安国际医学中心神经外科

李　佳　空军军医大学唐都医院神经外科手术室

李　娟　西安国际医学中心手术室

李　娜　空军军医大学唐都医院神经外科

李　杨　空军军医大学唐都医院神经外科手术室

李宝福　西安国际医学中心神经外科

李明娟　空军军医大学唐都医院神经外科

李瑞刚　西安国际医学中心介入手术室

李亚亚　空军军医大学唐都医院神经外科

刘　永　空军军医大学唐都医院神经外科

刘文娟　西安国际医学中心神经外科

吕文海　西安凤城医院神经外科

马　琳　空军军医大学唐都医院神经外科

马　涛　西安国际医学中心神经外科

牛江涛　空军军医大学唐都医院麻醉科

强燕燕　西安国际医学中心神经外科

曲　亮　空军军医大学唐都医院神经外科

睢　静　西安国际医学中心神经外科

王　景　空军军医大学唐都医院神经外科

王彬荣　西安国际医学中心麻醉科

王莎莎　空军军医大学唐都医院营养科

王学廉　空军军医大学唐都医院神经外科

王治国　西安国际医学中心神经外科

邬迎喜　空军军医大学唐都医院神经外科

徐　晶　空军军医大学唐都医院神经外科

薛亚飞　空军军医大学唐都医院神经外科

闫　静　空军军医大学唐都医院营养科

杨会婷　空军军医大学唐都医院神经外科

杨丽辉　空军军医大学唐都医院神经外科

于　嘉　空军军医大学唐都医院神经外科

于代华　西安市第三人民医院重症 ICU

张　博　西安国际医学中心神经外科

张　涛　空军军医大学唐都医院神经外科

张天庆　空军军医大学唐都医院麻醉科

张晓平　空军军医大学唐都医院麻醉科

张雅磊　空军军医大学唐都医院麻醉科

张玉富　空军军医大学唐都医院神经外科

赵　晖　空军军医大学唐都医院麻醉科

赵继培　西安国际医学中心神经外科

赵兰夫　空军军医大学唐都医院神经外科

赵振伟　空军军医大学唐都医院神经外科

郑　琴　空军军医大学唐都医院神经外科

郑　涛　西安国际医学中心神经外科

AME 外科系列图书序言

我们AME旗下的心胸外科杂志Annals of Cardiothoracic Surgery有一位来自美国罗切斯特（Rochester）的作者，他是个左撇子。在进入外科学习的初始阶段，他遇到了很大障碍，例如，术中使用剪刀和完成打结动作时，他的动作都与教科书上要求的动作相反，于是在手术台上经常"挨老师打"。

后来，他将自己的这段经历和经验总结成文，并发表在一本期刊上，希望能够帮助到与自己"同命相连"的其他外科医生。出乎意料的是，那篇文章发表之后，无数外科医生给他发邮件，向他请教和探讨左撇子医生应该如何接受外科培训，等等。后来，他认识了Annals of Cardiothoracic Surgery的主编Tristan D. Yan教授，恰好Tristan也是一位左撇子医生。Tristan鼓励他去做一名心脏外科医生，因为在心脏外科手术中，有一些步骤需要使用左手去完成缝合等动作。Tristan的观点是，外科医生最好左右手都训练好。

前段时间，我陪女儿第1天去幼儿园报到的时候，与幼儿园老师聊了一会，最后，老师问我们家长，有哪些需要注意的地方。我特地交代老师，千万不要将我女儿的用手习惯"矫正"了，让她保持自己的左撇子。老师很惊讶地问我为什么。

2013年12月7日，我们在南通大学附属医院举办了第二届AME学术沙龙，晚餐之后，上海市中山医院胸外科沈亚星医生带领我们几位学术沙龙委员去他的房间喝茶。酒店的电梯位于中间，出了电梯，先向左，再向左，再向左，再向左，然后，到了他的房间门口。我们一群人虽然被绕晕了，但是，还是有点清醒地发现他的房间其实就在电梯口的斜对面，顿时，哈哈大笑。他第一次进房间的时候，就是沿着这个路线走的，所以，第二次他带我们走同样的路。亚星说，其实，这就是"典型的"外科医生！

每一步手术步骤，每个手术动作，都是老师手把手带出来的，所以，很多外科医生喜欢亲切地称呼自己的老师为"师傅"。

如何才能成为一位手术大师？除了自身的悟性和勤奋之外，师傅的传授和教导应该是一个很重要的因素。犹如武林世界，各大门派，自成体系，各有优劣，这是一个不争的事实，外科界亦是如此。

于是，对于一位年轻的外科医生而言，博采众家之长，取其精华，去其糟粕，显得尤为重要。所以我们策划出版了这个系列的图书，想将国内外优秀外科团队的手术技艺、哲学思考和一些有趣的人文故事，——传递给读者，希望能够对外科医生有一点启发和帮助。是为序。

汪道远
AME出版社社长

专家寄语

　　丹麦哥本哈根大学Kehlet教授于1997年首次提出ERAS的概念。该理念是在多学科协作条件下，将微创外科、麻醉、营养和护理的最新研究成果完美融合的一种创新理念，是一种优化的临床路径。理念提出后，在欧美国家得到大量的实践验证。2005年欧洲临床营养和代谢学会（The European Society for Clinical Nutrition and Metabolism）提出ERAS围手术期整体管理方案，奠定了ERAS理念的实践基础。2009年在欧洲，ERAS理念成功的实践于直肠手术和骨科手术，显著降低了患者围手术期的并发症，缩短了住院日。2010年欧洲ERAS协会在瑞典斯德哥尔摩成立。目前，该协会发布了关于结肠切除术、直肠/盆腔切除术、胰腺十二指肠切除术、膀胱癌根治术和胃切除术等15个临床指南。ERAS理念在欧美国家已经得到蓬勃发展。

　　2006年，黎介寿院士率先将ERAS理念引入东部战区总医院。2007年，我们团队在《中华外科杂志》发表了世界上第一篇胃癌ERAS应用。2015年，在南京成立了首个ERAS协作组，召开了首届全国ERAS大会，并发布首个《结直肠手术应用加速康复外科中国专家共识》。随后，多个ERAS相关学术团体相继成立，各领域的ERAS中国专家共识与指南逐步完善并发布，包括《肝胆胰手术加速康复外科中国专家共识》《促进术后康复的麻醉管理专家共识》《2015年普通外科围手术期疼痛处理专家共识》《2016年中国加速康复外科围手术期管理专家共识》。虽然我国的ERAS起步较晚，但在各个学科发展十分迅速，已经在国际上具备一定高度的学术地位。

2016年，本书作者贺世明教授和团队率先在神经外科领域开展ERAS临床研究，并取得显著的效果。众所周知，神经外科手术风险大，术后并发症多，患者住院时间长。因此，全球各个国家ERAS在神经外科领域的发展一直是"禁区"。贺世明教授团队将ERAS理念创新性地运用在了择期开颅手术中，并明显缩短了患者住院日。其两项研究结果于2018年分别发表在*Journal of Neurosurgery*和*Clinical Nutrition*杂志上。这些成果填补了ERAS在神经外科领域的空白。同时，也再次证明我国ERAS的发展已走在了世界前列。贺世明教授将多年的神经外科ERAS经验编入此书，是一本"干货"满满的著作，值得每一位神经外科工作者细心研读。同时也与广大同仁共同探讨、博采众长，丰富ERAS理念内容。

ERAS理念在我国的迅速发展，使我们迈进了人文外科时代。其实际意义与我国正在推广的新医改目标完全一致，具有强大的生命力，是未来医学发展的方向之一。目前，ERAS的发展和应用仍需要我们广大医疗工作者的关注和努力，ERAS理念并不是一成不变的概念，需要不断故纳新，集合最新的循证医学证据，融入更多的医学人文观念，同时也要谨慎甄别，避免过度修正和盲目滥用。最后，衷心祝愿我国ERAS事业能在这些贤人志士的带领下日新月异，扶摇直上。

江志伟

国家卫健委加速康复外科专委会委员
中国医药教育委员会加速康复外科主任委员

序（一）

> 道之为物，惟恍惟惚。惚兮恍兮，其中有象；恍兮惚兮，其中有物；窈兮冥兮，其中有精，其精甚真，其中有信。——老子《道德经》第二十一章

老子书中的"道"不可名，是事物永久存在（"常"）的规律，因此"道"是无形的，它没有固定的形体，并且超越了我们的感官。但它却并非空无所有，正如上述，"道者，其中有象，其中有物，其中有精，其中有信"。"象"是迹象和表象，是我们的感官能感受到的。"道"向我们展现的第一层外表谓之"象"。而"物"则是"道"的载体，"道"通过"物"产生"象"，从而被我们感知。但是通过"象"和"物"，我们无法准确地把握"道"。因为"道，其中有精"。"精"是"物"最微小的原质，虽然我们无法看到它们，但那正是事物的本质所在。而且越微小的原质越接近真实（其精甚真），"精"的微妙作用和运动我们不能直观看到它们，但我们能摸索出它们的规律，因为"道者，其中有信"。因为规律如同潮水，如期而至。可见，"道"以"象""物""精""信"的形式，供我们探索。

从医学角度讲，一个人的生命可谓之"道"，生命有"象"，有"物"，有"精"，有"信"。生命过程中的疾病，会产生异常的"象（症状）"，因此我们发展出了内科学，通过药物改善患者的症状。会产生异常的"物（肿瘤）"，因此我们发展出了外科学，通过手术切除异常肿物。会产生异常的"精（分子）"，因此我们发展出了分子

生物学、基因学，探索疾病的分子机制。会产生异常的"信
（机理）"，因此我们发展出了生理学、病理生理学，探索
生命和疾病的规律。但是，我们所有这些学科的发展，其最
终目的在于维护生命的"道"。

　　人除了有复杂的身体构造外，还有着复杂的认知和情
感，因此在我看来人类生命之"道"是由客观的存活和主观
的体验两部分构成。现代外科学已将过多的关注点放在生命
客观的"道"上，却很少关注一个人生命的主观体验。多年
来，我们高度重视手术的安全性及有效性，却忽视了患者的
心理耐受性和舒适性。随着科技的发展，我们不缺技术，不
缺药物，但我们缺少的是回归生命主观体验的理念。感谢Dr.
Henrik Kehlet，在1997年率先提出了ERAS理念。感谢黎介寿
院士、江志伟教授首次将ERAS理念引进中国。感谢贺世明
教授在神经外科领域将ERAS理念付诸实践。ERAS理念是在
微创手术的基础上，通过全面优化的围手术期处理及治疗，
达到外科手术的少痛苦、低并发症，最终实现快速康复的理
念。ERAS理念也是医学人对生命之"道"的全新认识，不
得不说是现代医学发展的里程碑。

　　"复命曰常，知常曰明。"回归生命的本真才是万物变
化中的永恒规律，尽管近年来医学各个领域蓬勃发展，但最
终都需回归到服务于人的生命之"道"上，患者不仅需要身
体上的治愈，也需要心理上的治愈。作为新时代的医学人，
我们不仅要在医学的"象""物""精""信"中不停探
索，更须把生命的"道"作为我们的奋斗目标。人类生命之
"道"自古有之，我们需"执古之道，以御今之有"。

序（二）

    神经外科学从来都是一门充满魅力的学科，它以不断探索人类神经系统疾病的发生、发展及治疗过程为己任。时至今日，神经外科已经进入微创时代，微创是神经外科不断前进的核心与驱动力，也是多数外科医生一直追求的目标。但是，医学的进步不仅仅源于技术的更新，也伴随着医学理念的更替，这二者相互推动、相互颠覆，是促成过去半个多世纪神经外科几次划时代跨越发展的基石。毫无疑问，ERAS是目前引领外科领域潮流的最新理念之一。

    ERAS这一外科新理念，已经在诸多外科领域印证了其核心优势：显著减少手术创伤和应激、减少术后并发症、缩短住院时间。而实现ERAS理念的根本动因，在于对围手术期医患、医护互动规律的深入把握。因此，想要深入理解现代神经外科治疗、康复的内在机制，就需要神经外科医护人员学习另外一种智慧，去推动ERAS理念在神经外科的实施。在Kehlet教授的指引下，参考其他外科领域成功经验，空军军医大学唐都医院神经外科的医护团队经过3年的临床实践，充分结合国内外神经外科领域相关理念和技术，探索并制定出一系列符合我国神经外科现状的ERAS实施要则，取得了令人鼓舞的效果。在此基础上，我们已经在国内多家知名医院开始了神经外科ERAS的前瞻性多中心临床试验，希望能取得很好的结果。

    神经外科ERAS的实施离不开整个团队的协作，这其中的每一个要素和环节都是团队成员追求卓越、精诚合作的结果，都是理性分析、实践印证的总结。我希望通过这本书，能够让神经外科人摆脱直觉和经验的控制，明晰术后加速康复的客观规律，颠覆多年来积累的"常识"和思维定式，从而对ERAS这个有着众多要素和环节，并相互紧密联系的理念产生更深刻的理解，最终造福患者。

首都医科大学附属北京天坛医院神经外科

序（三）

1997年，丹麦外科医生Dr. Henrik Kehlet率先提出ERAS理念。近20年来欧美国家将此理念广泛推广，并取得了显著效果。可以说掀起了临床医学领域的理念革命。ERAS理念是在术前、术中和术后通过应用大量循证医学已证实有效的方法，追求患者围手术期的"无应激、无疼痛、无风险"。在围手术期内，这一系列多学科合作措施的应用可以减少患者手术应激和并发症、减轻手术患者的生理及心理创伤、促进患者快速康复、极大地缩短了平均住院时间。

在我国，东部战区总医院黎介寿院士团队于2006年率先在胃肠外科开展了ERAS理念的临床实践，随后逐步向各个外科领域推广。在神经外科领域，唐都医院贺世明教授团队于2016年成立了神经外科ERAS多科协作组，并建立ERAS流程规范及评价指标，取得了可喜的成绩。2016年12月国家卫生与计划生育委员会加速康复外科专家委员会成立，标志着ERAS的推广和应用已进入国家策略。近年来，ERAS已经受到广泛认知和重视，各专业领域的共识和指南也相继出台，各类学术论坛和交流活动频繁举行，ERAS理念在全国各大医院得到快速的推广和应用。

ERAS是围手术期外科治疗理念和实践统一的创新成果。这种新理念打破了长期以来形成的外科治疗学传统理念和原则，有许多革新之处。首先，ERAS的执行需要联合多学科的优势，因此ERAS更强调团队合作。其多学科团队不仅需要外科医师、护士、麻醉医生，还包括临床营养师、康复理疗师、心理医师、临床药师，甚至还需要患者及家属的参与。其次，ERAS理念的关注点聚焦在围手术期的处理，包括术前、术中、术后、随访4个环节，全过程进行多维度的多科诊疗，将各个学科的理念和技术进行整合，使医疗过程更加以人为本。更重要的是ERAS理念强调患者术后安全和快速的康复，这需建立在微创手术的基础上。各种微创手术技术的应用是实施ERAS理念的重要一环。最后，ERAS流程规范的建立能优化临床路径，创建系统的评估体系。

实施ERAS理念的目的在于维护患者利益，多维度为患者创造最佳的生理和心理的康复环境，减轻患者生理和心理应激，减少并发症，提高治疗舒适度和质量，降低医疗费用。重视人性的需求，尊重人的价值和尊严，做到对人的无限关爱，这些因素赋予了ERAS理念的人性特征和文化特征。治病过程不能仅仅拘泥于解决患者的病患，还应该重视患者的治疗感受。ERAS理念的提出充分体现了医学的人文性。现如今的医疗模式依然在一定程度上存在着医患关系错位、人文关怀缺失的传统"主动-被动"型医疗服务模式。从这个意义上来说，正确处理好继承与创新、审慎与胆识的关系，促进ERAS理念的应用和发展，也理应值得我们去努力。

这就是我对ERAS理念的粗浅理解，是为序。

福建医科大学附属第一医院神经外科

前言

随着高精尖医学技术的快速发展，外科学在短短几十年内取得了巨大成就，并显现三大发展趋势，微创、人工智能、术后加速康复（enhanced recovery after surgery，ERAS）。

一、微创外科（MIS）

微创概念不仅仅是指小切口，而且包括最小的手术切口、最少的组织创伤、最轻的手术反应。20世纪90年代我国外科进入微创时代，腔镜手术、介入手术、内镜手术、定向手术、显微手术等大量的微创技术开始应用。从复杂手术变成简单手术；从大手术变成小手术；从巨创到微创，甚至无创；从"微创1.0"时代发展到现在的"微创3.0"时代，"微创PLUS"概念也应运而生。伴随着技术的不断革新、新设备材料的不断应用、人工智能的应用，外科手术必将在微创的路上一直走下去，没有最微创、只有更微创。

二、人工智能（AI）

目前人工智能在各行各业方兴未艾。在全世界，机器人手术是人工智能和外科结合最成功的案例。2017年7月，国务院发布《新一代人工智能发展规划》，明确将人工智能（AI）作为未来国家重要的发展战略，其中包括智慧医疗。目前，人工智能已应用到医学影像识别、疾病辅助诊断、外科手术、基因测序以及医疗大数据等诸多方面，这必将促使"AI+医疗"迎来巨大发展机遇。未来，人工智能与外科手术的结合，使得医生摆脱手术技术上的困扰，手术既轻松又精准。无可置疑，作为外科医生，我们要追求手术技术，但是相信随着人工智能的发展，个体受益或许会越来越不重要。

三、ERAS

所有科技的进步都是为了人类的便捷和舒适，随着微创外科的不断进步，手术愈加微创，需要住院的时间也愈加缩短，甚至很多外科病种实现了日间手术。但是，微创外科发展时至今日，手术对于患者而言仍然意味着灾难和疼痛，似乎手术理所当然是疼痛和苦难的代名词。虽然外科手术或大或小是一种创伤，但是让患者不感受痛苦、改善手术感受，是患者的迫切需求，也是医生应该追求的方向，更是以人为本思想的必然趋势。随着理念的不断更新，围手术期管理越来越科学，加速康复外科不仅仅通过减轻患者心理和生理的创伤应激反应、预防并发症、降低围手术期风险，从而加速患者术后康复、缩短住院时间，同时降低医疗费用；更为重要的是可以减少患者心理和躯体痛苦，改善患者手术体验，提升舒适度和满意度。所以说，ERAS不仅是微创技术的必然，也是人文思想的必然，更是时代发展的必然。

无论我们是排斥拒绝、观望等待，还是迎接吸纳，这些外科趋势不会因任何人而停滞不前，因为这是科技的必然趋势，是时代的必然趋势。顺应时代，改变自己，或许是我们唯一能做的事情。

虽然前方的路还很漫长，但是，生活不只是眼前的苟且，还有诗和远方！

贺世明

西安国际医学中心神经外科

目　录

第一章　术后加速康复（ERAS）概述

一、术后加速康复（ERAS）的概念

术后加速康复（enhanced recovery after surgery，ERAS），也称为快速康复外科（fast track surgery，FTS），是指以降低并发症的发生、促进患者快速康复为目的，控制炎症，减少应激反应，并应用一系列具有循证医学依据且多学科参与的围术期优化处理措施。ERAS通过有效、合理、适度地改良常规治疗流程，能减轻手术应激反应，减少手术并发症的发生，降低手术风险，从而加快患者术后的恢复、缩短术后住院时间、减少住院费用、提高术后患者的生活质量、改善患者手术体验和提高满意度。ERAS的核心是尽量减轻术中机体的应激反应，阻断传入神经对应激信号的传导，从而减轻患者心理及机体的损伤。

ERAS、微创外科和人工智能是引领21世纪现代外科技术进步的三个重要发展方向。ERAS并不是一项新的手术技术，而是一种围手术期管理的全新理念，是对传统外科学的重要补充。ERAS的核心原则是通过多模式方法减轻手术应激反应，进而降低并发症风险。ERAS运行模式是多学科协作（multi-disciplinary team，MDT），包含外科、麻醉、护

1

理、手术护理、营养、心理、康复等学科，以及患者和其亲属的配合，这是进行ERAS的前提。这里必须强调患者及其亲属积极参与及配合的重要性，否则无法充分发挥ERAS的效果。MDT中各学科优化围手术期管理措施以及手术流程的再造，常用的措施包括术前宣教、术前评估及预防并发症、缩短术前禁食水的时间、鼓励使用微创手术、短效全麻药及局部麻醉、多模式镇痛、尽量不放置引流、术后早期经口进食、早期下床活动、早期拔除导尿管等等。每一项优化措施均应有循证医学证据支撑，在术前、术中和术后的管理中，围手术期MDT组合应用于同一患者，密切协作、贯穿始终，以期取得最佳效果，达到减少疼痛和降低风险，实现快速康复的目的。

二、术后加速康复（ERAS）的发展

（一）术后加速康复（ERAS）在国外

术后加速康复（ERAS）的理念最早是由丹麦哥本哈根大学Henrik Kehlet教授于1997年提出，并于1999年在美国外科年会上作报告，Kehlet教授被誉为"快速康复外科之父"。2001年由Wilmore和Kehlet将这一理念应用到相关外科手术，并将其命名为"快速康复外科"（fast track surgery，FTS），很快在欧美国家FTS作为一种新的围手术期临床管理模式应用于临床。ERAS最初被应用于结直肠外科，后来逐渐拓展到如妇科、泌尿外科、肝胆胰外科、骨科等。Billyard等于2007年发表研究表明，19~90岁的患者都能接受ERAS的外科模式，最近Ljungqvist等的研究也表明，ERAS流程可使高龄及体质虚弱患者获益。2001年欧洲五国（英国、荷兰、瑞典、挪威、丹麦）率先成立了ERAS合作组，2005年第一本

《结直肠加速康复外科专家共识与指南》出版，随后Wind等在2006年提出的快速康复结肠外科方案也成了当时ERAS的基本要点，并逐步拓展应用到几乎所有外科专业领域。2010年成立国际性、多学科的非营利性学术协会——加速康复外科学会（ERAS Society），旨在通过研究和教育提高围手术期的护理，加强ERAS在全球的实施，并召开了多次国际性会议，协调各个国家的ERAS学会，还制定了结直肠切除、胃切除、胰十二指肠切除等ERAS的专家共识和指南。近年来，ERAS理念在全球的应用已逐步拓展至骨科、心胸外科、妇产科、泌尿外科等领域，均取得了良好效果。ERAS在英国和加拿大已成为政府主导的临床路径。在最早推广ERAS的欧洲国家英国，其ERAS数据库涵盖全区所有医院的手术患者，经统计，近5年纳入ERAS的患者占总手术患者人数的比例由21%上升至92%，平均术后住院日由5.7 d下降至4.7 d，平均住院费用节省23%。一项关于随机试验的荟萃分析表明，结直肠手术患者严格按照ERAS流程进行管理，其并发症发生率可降低50%。

（二）术后加速康复（ERAS）在中国

　　尽管ERAS在以欧洲为主的国外医院取得了显著的收益，但在中国ERAS尚处于起步阶段。2006年，东部战区总医院黎介寿院士将ERAS这一全新外科新理念引入我国，南京军区总医院江志伟教授团队率先开始了对ERAS的临床研究与探索，并发表了有关胃癌胃切除应用ERAS的研究报告，该研究结果于2014年被发表在 *Br J Surg* 期刊上，成为国际首个胃癌胃切除应用《ERAS专家共识》所引用的范例。2015年，我国中华医学会肠外肠内营养学会成立了第一个ERAS协作组，发布了《结直肠手术应用加速康复外科中国专家共识

（2015版）》，随后，江苏、福建、吉林、黑龙江等省先后成立了ERAS学组或协作组。同年，全国政协委员冯丹龙女士向全国政协代表大会提出了议案"实施加速康复外科提升医疗服务品质"，获得国家卫生和计划生育委员会（现为国家卫生健康委员会）的积极批复。2016年由普通外科、麻醉科、心胸外科和神经外科共同发布了《中国加速康复外科围手术期管理专家共识》；近期又发布了《加速康复外科中国专家共识及路径管理指南（2018版）》，这些都表明我国的ERAS研究与应用正在进入一个快速发展的上升期。目前，在国内ERAS逐步拓展应用到普通外科的几乎所用手术中，以及心胸外科、妇产科、泌尿外科和骨科等专业领域。

三、术后加速康复（ERAS）在神经外科

  虽然ERAS在普通外科、泌尿外科、心胸外科、妇产科等外科已经如火如荼地开展，并取得令人鼓舞的效果。然而，到目前为止，神经外科领域ERAS开展却寥寥无几，尤其是在择期开颅手术中ERAS应用几乎还是空白。美国学者Hagan等2015年发表于*Journal of Clinical Neuroscience*的综述性文章"*Recovery After Surgery for Oncological Craniotomies*"，纳入67篇文献（包括28项RCT、16项系统性回顾或荟萃分析、8项前瞻性研究、9篇综述、6项回顾性研究），最终给出17条推荐，并根据GRADE标准评估各个证据级别和推荐等级，在肯定ERAS在神经外科肿瘤手术中的积极作用后，仍建议在转化成临床实践之前，对上述的推荐进行严格的验证，倡导积极开展ERAS研究。Ruichong Ma等对于接受内镜或唤醒手术切除脑实质内肿瘤的75例患者进行快速康复，结果表明，对于绝大部分患者而言，接受内镜或唤醒手术切除脑实质内肿瘤后早期出院是安全、可行的(66.7%的患者在术后第1天出

院）。王友伟等回顾性分析了2009年1月至2012年1月期间经病理证实垂体瘤的189例患者，均接受经鼻蝶垂体瘤切除手术，其中82例采用ERAS临床路径作为研究组，其余107例采用传统临床路径作为对照组，随访至术后3个月，比较两组患者术前准备时间、肿瘤切除率、术后住院时间、术中脑脊液漏、术后主要并发症发生率及总住院时间，结果：ERAS组较传统组术前准备时间、术后住院时间和总住院时间明显缩短，术后脑脊液漏发生率明显减少，结论说明ERAS理念更利于经鼻蝶窦垂体瘤切除手术患者的治疗。对于神经外科择期开颅手术，目前国内外尚无完整的ERAS指南可遵循。虽有少量单个神经外科中心ERAS研究结果发表，基本都属于回顾性研究，且绝大部分研究成果均系单个脑外科中心的研究，缺乏RCT研究证实ERAS流程的有效性及安全性。结合神经外科手术独有特点，目前涵盖从术前评估、术中优化措施到术后快速康复等整个围手术期的ERAS理念，仍然缺乏统一、规范化、有循证医学支持的ERAS治疗规范和标准。ERAS在神经外科的冷遇，可能的原因是神经外科开颅手术风险高，医患双方对早期出院的安全有所顾虑，对ERAS新理念的接受更加谨慎和保守。神经外科ERAS之路可谓"路漫漫其修远兮，吾将上下而求索"。值得庆幸的是，在北京天坛医院王硕教授和福建医科大学康德智教授的倡导和组织下，空军军医大学唐都医院作为主要参与单位已经开始在垂体腺瘤经鼻蝶窦手术和前循环动脉瘤夹闭手术进行ERAS前瞻性多中心临床研究。

四、空军军医大学唐都医院的 ERAS 概况

2016年9月，空军军医大学唐都医院成立神经外科ERAS多科协作组（包括神经外科、麻醉科、手术室、营养科、

康复科等科室的医生、护士）。按照"减少手术应激及预防并发症"的ERAS原则，针对神经外科肿瘤患者和神经外科开颅手术的特点，参考ERAS应用于其他外科的成功经验及《中国加速康复外科围手术期管理专家共识（2016）》，筛选循证医学的相关证据，进行神经外科ERAS措施的整合、路径的优化、管理的规范，设计了"神经外科开颅手术ERAS临床实验方案"，制定了《神经外科开颅手术ERAS规范流程（外科、麻醉、护理、手术护理、营养）》《神经外科加速康复临床试验知情同意书》《神经外科加速康复记录单》，力求达到临床试验方案可操作、可评估、可重复、可追溯。神经外科ERAS规范流程是涵盖护理、麻醉、营养、手术室、外科等学科管理，贯穿术前、术中、术后的标准化流程。通过临床前瞻性对照研究显示，神经外科开颅手术患者，ERAS组在术后住院时间、总住院时间、住院费用、患者满意度等方面取得了显著的效果；ERAS在神经外科的应用具有很好的安全性和有效性。

综上，相对于其他外科来说，神经外科ERAS开展起步较晚，拥有广阔的发展及应用前景。尤其是在常见的颅脑肿瘤开颅术、神经内镜经鼻颅底肿瘤切除术、神经脊柱手术等领域，ERAS具有重要的临床意义，必将成为神经外科围手术期患者康复的发展趋势。

第二章　神经外科术后加速康复（ERAS）管理

第一节　术后加速康复（ERAS）术前评估和优化措施

完善的术前准备可使患者具有充分的心理准备和良好的生理条件，包括ERAS健康宣教、术前评估和干预、床上大小便训练、肠道准备、皮肤准备、禁食及口服营养液及相应的管理方案。

一、ERAS 健康宣教

大多数患者在术前存在不同程度的焦虑、恐慌的情绪，担心手术的风险和成败，个别患者还会产生严重的精神紧张、恐惧、悲观等负面情绪，均会造成不良的应激反应，妨碍手术的顺利进行与术后的康复。个体化宣教是ERAS成功与否的独立预后因素，医护一体针对患者个体化情况，术前通过口头或书面形式向患者及其亲属介绍围手术期治疗的相关知识、ERAS成功病例，同时讲解ERAS各种优化护理措施的具体实施方法（ERAS展板粘贴在病房墙面）以及早期出院计划，让患者及其亲属认识到自身在此计划中的重要作用，降低患者焦虑，缓解其紧张情绪，取得配合，促进术后快速康复（图2-1）。

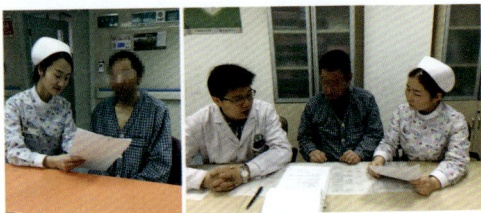

图2-1　ERAS健康宣教

二、术前评估及措施

ERAS的核心是减少应激反应、预防并发症。预防重于治疗，把可能的风险控制在预计之内。除了手术本身的风险、麻醉风险，还有其他诸如呼吸道感染、消化道黏膜病变、深静脉血栓等潜在风险。为了最大限度地降低风险发生，就需要我们在手术前对患者进行全方位详细的评估，预测风险、防范于未然。除了常规心肺肝肾等脏器功能评估外，医护一体术前评估患者手术风险及耐受性也非常重要，主要包括焦虑抑郁评估、肺功能评估、深静脉血栓评估、术后恶心呕吐（PONV）评估、营养风险筛查评估、手术压创风险评估、功能状态评估，根据患者术前状态及评分值采取针对性的干预措施。

（一）心理评估

疾病和手术都会增加患者的焦虑和抑郁情绪，缓解焦虑能降低并发症发生率、缩短住院时间，同时改善手术体验。故术前评估患者恐惧、焦虑抑郁程度，针对性进行心理辅导干预，对于围术期治疗具有重要意义。术后需要再次进行心理测评，进行对照。

空军军医大学唐都医院神经外科采用的HAD量表[见附录2——焦虑抑郁（HAD）量表]对患者进行心理评估，包括HA和HD两个亚量表，共14个条目，其中7个条目评定焦虑，7个条目评定抑郁。各条目分0~3四个等级分，得分越高表示焦虑或抑郁症状越严重。焦虑与抑郁两个分量表的分值划分为：0~7分为阴性；8~10为轻度；11~14分为中度；15~21分为重度。

（二）功能状态评估

在术前、术后、随访时，均对患者进行KPS评分、QOL评分、SF-12评分，评估患者的功能状态和生存质量（图2-2）。术前根据患者评分结果、结合具体病情、预计手术时间等指标评估患者能否耐受手术及预测术后恢复情况。术后再次进行评估进行对照研究（评分表示例见附录2——KPS评分表、QOL生存质量测定量表、SF-12评分表）。

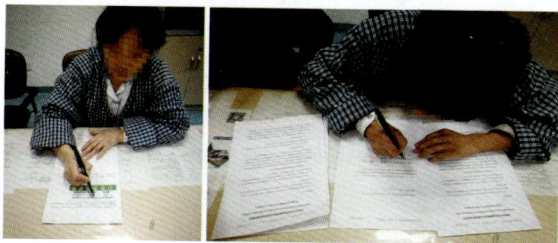

图2-2　术前功能状态评估

（三）营养评估

营养状态是决定手术后患者康复速度的重要因素之一。对于手术患者来说，营养不仅帮助维持体能平衡，更重要的是维持机体组织、器官的结构和功能，参与生理功能调控与组织修复，增强机体的免疫功能。所以，营养评估、营养宣教、营养支持是对手术患者必须的保障措施。

营养风险是指现存的或潜在的与营养因素相关的导致患者出现不利临床结局的风险。营养风险与临床结局密切相关。在ERAS的措施中，良好的术前准备与术后高质量的康复离不开患者术前的体质和营养状况，通过营养风险筛查，评估手术患者是否存在营养风险。针对存在营养风险者，给予术前营养干预；针对不存在营养风险者，按照既定的优化营养计划执行。NRS2002营养风险筛查总分≥3分表示患者存在营养风险，根据营养科会诊结果，制定营养方案，改善营养状况。NRS2002营养风险筛查评分<3分暂无营养风险，指导患者进食高蛋白、高热量、易消化食物，禁食辛辣、刺激食物（详见后面章节）。

（四）静脉血栓风险评估及优化措施

静脉血栓栓塞性疾病（VTE）包括深静脉血栓（DVT）和肺栓塞（PE）。VTE在临床中很常见，在美国和欧洲发病率为1‰，而且有增加的趋势。VTE一旦发生，后果严重，流行病学研究显示VTE是住院患者致死和致残的主要原因之一。PE是最常见且可预防的院内死亡病因，预防PE也是降低住院患者病死率的最重要策略。

血管内皮损伤、血流速度减缓和血液成分改变是VTE形成公认的三大必要条件。外科手术患者术前活动减少，麻醉及术中静止不动、术后卧床都使得静脉血流明显减慢；手术创伤使组织因子释放激活外源性凝血系统，出现高凝状态或血栓形成；除此之外，患者自身因素，如高龄、肥胖，或患有遗传性易栓症、恶性肿瘤、静脉曲张及既往VTE病史，均可增加VTE风险。另外，手术类型和手术时间也是很重要的影响因素，根据外科住院患者危险分层，神经外科手术多属于静脉血栓中度危险手术。

大多数住院患者静脉血栓栓塞的危险因素存在一种或多种，通常混和存在。大量的研究结果显示，根据上述因素对患者进行危险分层并采取相应的预防措施是非常有益的。对于外科手术患者而言，使用药物进行VTE预防不仅有效，而且术后发生出血并发症的风险未见明显增高。

基于Caprini评分结合出血风险评估，对不同VTE风险分层的患者（非常低危、低危、中危、高危）推荐了不同的预防措施。非常低危患者（Caprini 0分）无须使用机械或药物预防措施；低危患者（Caprini 1~2分）仅使用机械预防措施，鉴于机械充气加压泵（IPC）较弹力袜（GCS）能更好地预防血栓发生，优先推荐使用IPC；中危患者（Caprini 3~4分）在无高出血风险的情况下，推荐使用药物预防；而高危患者（Caprini≥5分）在不伴高出血风险的情况下，采取药物预防措施的同时建议加上机械措施进行预防。

我们在术前采取Autar DVT和Caprini血栓风险评估量表进行深静脉血栓风险评估和筛查，分为极低危、低危、中危、高危，并相应给予针对性预防措施。

我们的ERAS预防方案中，术前对患者进行Autar DVT风险评估量表进行评估，低危：1~2分；中/高危：3~5分；极高危≥5分。评估的时机为：高风险人群入院24 h内，术后患者即时完成评估。对中高危患者术前即开始物理治疗预防、术中下肢按摩等措施；所有患者手术当日床上活动，下肢主动被动屈曲活动，练习踝泵运动，每次练习5~10 min，每日5~8次，联合机械措施（间歇性充气压缩泵，图2-3）等；术后早期下床活动（术后第一天）。

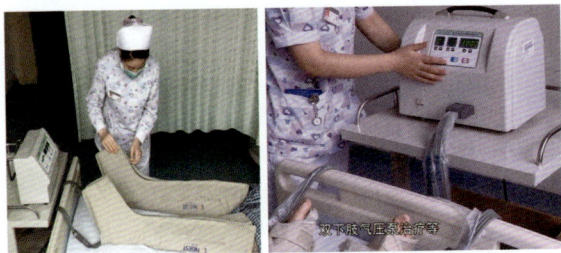

图2-3 静脉血栓风险评估及间歇性充气压缩泵

其他相关措施还包括液体平衡、容量充足、不使用脱水药物、减少术中出血、缩短手术时间等等。术后针对极高危患者，在复查CT无明确出血情况下，可采取药物预防。

（五）术后恶心呕吐评估

术后恶心呕吐（postoperative nausea and vomiting, PONV）是外科手术，尤其是神经外科开颅手术后常见并发症，术后24 h内恶心呕吐的发生率可达60%。PONV不仅会增加患者的不适感，而且可能引发更为严重的后果，包括诱发颅内出血、误吸肺炎、水电解质紊乱、营养不足、切口裂开感染等，以及延长住院时间和增加医疗费用。

PONV的危险因素包括：患者因素、麻醉因素、手术因素等。女性、非吸烟者、有PONV史或晕动病史者术后呕吐发生率高；成年50岁以下患者发生率高；吸入麻醉药包括氧化亚氮、阿片类药等使用增加PONV发生率，容量充足可减少PONV发生率，区域阻滞麻醉较全麻发生率低；手术时间长PONV发生率增高，尤其是持续3 h以上的手术。

脑部手术后PONV原因主要包括个体差异、麻醉用药、颅内压变化、血性脑脊液刺激等等。神经外科开颅手术较其他外科PONV发生率最高，幕下手术的发生率高于幕上手术，除上述因素外，呕吐中枢位于延髓网状结构的背侧也是解剖和生理上引起术后呕吐的重要原因。

术前采用成人PONV简易风险评分量表（表2-1）评估患者术后发生呕吐的可能性及程度，评分≥3分进行药物预防。术后采用视觉模拟评分法（VAS）评估患者恶心程度，评分≥5分的患者需进行治疗。

表2-1　成人PONV简易风险评分

危险因素	评分
女性	1分
非吸烟者	1分
有 PONV 史	1分
术后使用阿片类药物	1分
总和	0~4 分

说明：评分为 0、1、2、3 分和 4 分的患者，预计发生 PONV 的危险性分别为 10%、20%、40%、60% 和 80%。

恶心呕吐模拟评分

视觉模拟评分法（VAS）：用10 cm直尺作为标尺，一端（0点）表示无恶心呕吐，另一端为10 cm，表示难以忍受的最严重的恶心呕吐（1~4为轻度，5~6为中度，7~10为重度）。

目前神经外科针对PONV的常规处理方法是术后出现频繁呕吐后才开始进行干预。唐都医院神经外科对此进行了ERAS优化，术前对患者进行PONV风险评估，根据评估结果进行预防性干预。具体做法是，在术前采用成人PONV简易风险评分表进行PONV风险评估，评分≥3分时，在术后不等待呕吐发生，即可直接给予预防性防止呕吐治疗，从而降低PONV的发生率。

除了上述措施外，跟预防术后呕吐相关的措施还有①麻醉药物的选择，尽可能减少容易引发呕吐的麻醉药物和镇痛药物，采用短效阿片类镇痛药物；②采取局麻加全麻方式，减少全麻用药量；③术中减少出血，维持充足容量；④微创手术理念，重视静脉保护，减少术后发生脑水肿的风险；⑤尽可能缩短麻醉手术时间。

（六）手术压创风险评估

术中压创是指在手术的特殊情况下，由于手术体位产生对局部皮肤的压力，受压部位出现硬结、水泡等。患者一旦发生皮肤、神经损伤，可加重患者病情、延缓康复、增加痛苦及经济负担等。所以说，保护好皮肤、神经是手术护理的重要方面。神经外科手术操作精细、麻醉时间长，患者长时间处于强迫体位，发生压创的机会也相对增加。因此，对患者皮肤、神经的保护是神经外科快速康复理念的要求之一。

唐都医院神经外科手术室设计制定了《神经外科手术患者压创风险评估表》，评估术中压创发生风险，并给予预防性保护措施。具体措施包括：①体位安置时严格按照相关要求进行，受压部位涂抹皮肤保护剂、垫泡沫敷料及体位防护垫用以预防压创的发生；②在不影响手术的前提下每隔30 min抬起受压部位；③术后早期下床活动，避免压创风险。

（七）肺功能评估及预防措施

呼吸道感染是手术后常见并发症之一，其危害性无需赘述。呼吸道管理是ERAS的重要环节且贯穿围手术期全过程。有研究结果显示：37.8%的外科手术患者合并肺部并发症，对于高危患者积极进行干预有助于提高肺功能及对手术的耐受性，明显降低术后并发症发生率，缩短住院时间。

1. 肺功能评估

术前，对患者进行一系列肺功能评估及干预措施。肺功能评估主要包括肺功能测试及动脉血气、心肺功能运动试验、肺部并发症风险因素评估等。术前肺功能评估有助于识别高危患者，可预测治疗效果及有效预防术后并发症。

呼吸道感染的术前危险因素主要包括年龄、吸烟、肥胖、基础疾病、气管定植菌、气道高反应性、肺功能、既往治疗史等；术中危险因素包括气管内插管、机械通气、手术时间、体液失衡、术中出血等；术后高危因素包括苏醒延迟、疼痛、卧床等因素。这些因素都是引发术后呼吸道感染的重要原因（表2-2）。除了上述常见的高危因素外，神经外科开颅手术还有其特殊性，包括气管内插管全麻、机械通气，多数颅内手术时间较长，由于术前脱水、术中出血等原因可能导致体液失衡，加上术后可能偏瘫、意识不清、下床活动较晚等因素。所以多数神经外科开颅术属于术后出现肺部并发症的高危手术，因此，提前对肺功能进行评估并干预具有非常重要的意义。

表2-2　术后肺部并发症危险因素

术前	术中	术后
年龄 >65 岁	体液失衡	苏醒时间延迟
体重指数（BMI）≥ 28 kg/m²	气管内插管	疼痛
吸烟指数 >400	麻醉药物	排痰不充分
气管定植菌	机械通气	早期下床活动
哮喘或气道高反应性，AHR	微创手术	合并疾病
肺功能临界状态或低肺功能	手术时间	胸腔积气、积液
肺部基础疾病	术中出血	
既往治疗史	单肺通气	
健康状况和其他危险因素		

2. 常规 ERAS 措施

鉴于神经外科开颅手术多为术后出现肺部并发症的高危手术，因此所有患者均给予常规ERAS措施，包括：①患者办理预住院后，指导其戒烟（建议2周以上），戒烟4周可降低围手术期并发症发生率。②肺功能锻炼：教会患者深呼吸运动，每天若干次；指导患者爬楼梯、吹气球、扩胸运动等。爬楼梯运动时心率控制在最佳负荷值范围（120~150次/分或180-年龄），爬楼梯3~4层/次，每日2~3次，活动量适宜，不宜疲劳。吹气球简单、易行，患者可以根据自身的情况来调整呼吸功能锻炼的频率和深度，将气球吹完后，稍休息并重复上述动作，每次锻炼的时间以患者不感觉疲劳为限，15~20分钟/次，每日2~3次，以不吹破气球为标准，如果患者存在颅内压高的情况或者肢体功能问题，不推荐爬楼梯锻炼，动脉瘤患者禁忌选爬楼梯、吹气球。③口鼻腔清洁：餐后及睡前用漱口液漱口，术前2 h喝完麦芽糊精果糖饮品后再次漱口，保持口腔清洁，预防口腔定植细菌在气管插管时被带入下呼吸道。④经鼻入路手术患者在术前保持口腔清洁的同时进行滴鼻液（氯霉素滴眼液滴鼻，每日6~8次，每次3~5滴）滴鼻。⑤术后鼓励并协助患者尽早进行深呼吸及有效咳嗽，保持呼吸道通畅（图2-4）。

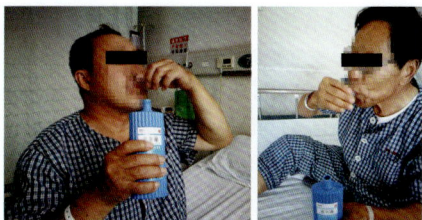

术前漱口液漱口

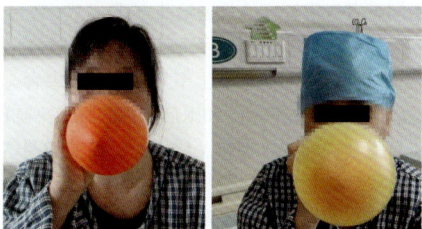

术前吹气球进行肺功能锻炼

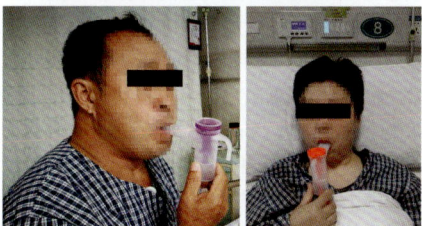

术前雾化吸入

图2-4 术前准备

3. 药物预防及治疗

围手术期气道管理中药物治疗也非常关键。由于神经外科大多数患者的手术具有难度大、时间长、出血多的特点，根据术前和术中高危因素评估，进行必要的药物干预，加强围手术期呼吸道保护力度，可有效减少术后肺部并发症的发生。临床常用气道管理药物主要包括抗菌药物、吸入性糖皮质激素（ICS）、支气管舒张药和黏液溶解剂等，给药方式包括静脉给药、口服和雾化吸入等。由于呼吸系统的特殊性，与口服、肌内注射和静脉给药等方式相比，雾化吸入治疗因药物直接作用于靶器官，具有治疗剂量小、起效迅速、疗效佳、全身不良反应少、可以不需要患者配合等优势，且可同时辅助供氧，并联合其他药物治疗，所以雾化吸入治疗是围手术期患者气道管理的首选给药方式。

（1）抗菌药物：对于术后气道感染风险较高的人群，如气管内致病性定植菌感染发生率显著增高的患者，应于术前预防性静脉滴注抗菌药物。如术后出现肺部感染临床表现，应进一步行血常规检查、胸部 X 线摄片、痰液细菌培养及药敏试验，并根据检验结果针对性选用抗菌药物。

（2）吸入性糖皮质激素类药物：术前雾化吸入糖皮质激素能改善 AHR，利于清除气道内分泌物，提高肺功能；对吸入性糖皮质激素类药物，术中应用可降低气管插管后咽喉部并发症的发生率；术后应用能降低肺部并发症发生率，缩短术后住院时间，降低医疗费用。雾化吸入糖皮质激素（如吸入用布地奈德混悬液 2 mg/ 次，每日 2 次）直接作用于气道黏膜，剂量小，起效快并能降低全身给药的不良反应发生率，建议在围手术期持续使用。若与支气管舒张药联合能协同增效，是围手术期气道管理的重要药物治疗。

（3）支气管舒张药：常用支气管舒张药包括 β2 受体激

动药和胆碱能受体拮抗药。患者若有合并术后肺部并发症高危因素，预防性给予吸入性糖皮质激素和支气管舒张药，能降低术中支气管痉挛的发生率。选择性β2受体激动药（如特布他林和沙丁胺醇）以及胆碱能受体拮抗药（如异丙托溴铵）是目前临床常用雾化吸入制药。支气管舒张药联合吸入型糖皮质激素相比单用支气管舒张药具有更好的支气管舒张作用，且肺部并发症更少。

（4）黏液溶解剂：围手术期常用黏液溶解剂有雾化吸入类（如乙酰半胱氨酸溶液），口服类（如乙酰半胱氨酸片，福多司坦片和盐酸氨溴索口服溶液），静脉输注类（如盐酸氨溴索注射液）。黏液溶解剂的围术期应用能够明显改善由于手术因素导致的肺表面活性物质的下降，并降低肺炎、肺不张等肺部并发症的比例，加速患者术后肺功能的康复，改善呼吸症状。对于合并术后肺部并发症高危因素的患者，应术前给予预防性应用直至患者恢复出院。麻醉时间长或术中肺挫裂伤重的患者，建议围术期连续使用。

（5）ERAS药物预防措施：术前及术后 2 d，布地奈德每日 2 次吸入，和 / 或 SAMA（异丙托溴铵溶液）或 SABA（硫酸特布他林、沙丁胺醇）每日 3~4 次，雾化吸入；N-乙酰半胱氨酸 0.3 g/ 次，静脉滴注，每日 1~2 次；或盐酸氨溴索注射液 15 mg，静脉滴注，每日 2~3 次（表 2-3）。

除此之外，呼吸道保护的其他措施还有：①术中术后维持液体平衡；②术后早期下床活动；③术后镇痛；④术中保温；⑤手术精细操作、减少出血、缩短手术时间等，这些都是有利于肺保护方面的ERAS优化措施。

表2-3　合并高危因素术前防治方案

高危因素	术前治疗方案	方案
病史年龄 ≥ 65 岁或吸烟史 ≥ 400 年支	②+③+④	①抗感染
气管定植菌	①+②+③+④	②祛痰
气道高反应性（BHR）	②+③+④	③消炎或 / 和平喘：雾化吸入糖皮质激素或支气管舒张剂
呼气流速峰值（PEF）<250 L/min	②+③+④+⑤或⑥	④激励式肺量计吸气训练
肺功能临界状态（MPE）	②+③+④+⑤或⑥	⑤功率自行车运动训练 ⑥爬楼梯训练

（八）麻醉风险评估（ASA 分级）

根据患者全身状况，结合体格检查和日常活动的了解，给予麻醉风险评估，依据美国麻醉医师协会（American Society of Anesthesiologists，ASA）体格情况评估给出病情分级（表2-4）。Ⅰ级、Ⅱ级患者对麻醉耐受力好，一般可以平稳度过围术期；Ⅲ级患者存在一定的麻醉风险，术前尽可能做好充分准备，积极预防并发症；Ⅳ级、Ⅴ级患者麻醉风险极高，一般不适合择期手术，麻醉前必须做好充分细致的准备。

神经外科ERAS流程中，术前评估发挥着重要的作用，术前评估的目的是为了筛查风险和预防并发症，对高危因素针对性地进行提前干预，防范于未然，减少并发症的发生，从而达到加速康复的目标（图2-5）。

表2-4　ASA病情分级表

分级	分值	标准
Ⅰ级	1	正常健康。除局部病变外，无周身性疾病
Ⅱ级	2	轻度或中度的周身疾病。如轻度高血压、贫血、新生儿或80岁以上老人
Ⅲ级	3	有严重的周身性疾病，日常活动受限，但未丧失工作能力。如重症糖尿病
Ⅳ级	4	有生命危险的严重周身性疾病，已丧失工作能力。如心功能不全等
Ⅴ级	5	病情危急，生命难以维持的濒死患者。如颅内动脉瘤破裂等

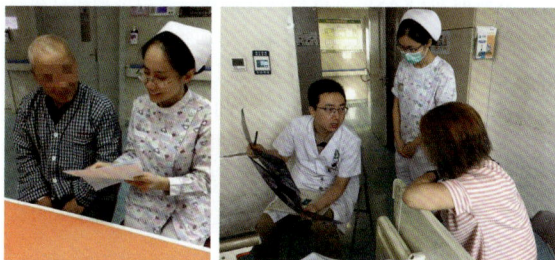

图2-5　术前评估

三、床上大小便训练

由于条件反射养成的原因，一般人不习惯在床上排尿、排便。一般术后当日或者术后多日患者不能下床进行大小便。如果出现排尿排便困难，不仅容易引起患者不适，增加患者焦虑感，甚至造成尿潴留，诱发高血压和颅内高压，增加术后风险。因此，术前指导患者进行床上大小便训练尤为重要。

床上练习排尿时，使用专用便器，平卧或半卧于床上，通过让患者听流水声，或按摩、热敷患者下腹部诱导其排尿。练习排便时，将大便器放在患者臀下，嘱患者使用腹部肌肉力量进行排便。术前反复进行训练，可减少术后尿潴留、便秘的发生，减轻患者的痛苦及带来的风险。

四、肠道准备

神经外科手术患者未涉及胃肠道，一般而言，术前灌肠容易造成干预过度，增加患者心理及身体的不适，也增加了围手术期应激反应，尤其对神经外科患者，容易诱发或加重颅内压增高，不利于围手术期安全及术后康复。

入院时对 ERAS 患者进行饮食指导，适当增加粗纤维饮食、新鲜蔬菜水果，适当的运动，增加肠蠕动，促进患者排便。术前评估患者排便情况，对 2 d 以上未排大便者，采用开塞露诱导等方法，尽可能让患者术前 1 d 或术日排便 1 次，避免手术当日因卧床等因素，造成排便困难引起患者不适，同时降低因便秘诱发颅内压增高，甚至颅内出血的风险。

五、禁食及口服营养液

术前长时间禁食或限制饮水并不能降低误吸的风险，还可导致胰岛素抵抗，负氮平衡，使患者处于代谢的应激状态，不利于降低术后并发症发生率。ASA 对术前禁食禁饮指南进行了修订，主张缩短禁食禁饮的时间，指南规定：任何年龄的患者术前 6 h 禁固体食物、术前 2 h 可进清饮。依据 ERAS 理念，在循证医学证据提示下，术前 2 h 饮水的患者接受手术时既不增加麻醉风险又可减轻患者不适。

文献报道，在胃肠外科、骨科等加速康复领域，术前 2 h 选用口服 12.5% 糖类物，而唐都医院神经外科 ERAS 选用的是12.5%麦芽糊精果糖液（麦芽糊精果糖饮品），不含蛋白质、脂肪、乳糖和膳食纤维，口感舒适，在胃中90 min内排空，效果优于糖类。ERAS手术患者术前进食的方案为：手术前10 h服用12.5%麦芽糊精果糖液800 mL，手术前2 h服用12.5%麦芽糊精果糖液400 mL，并在口服麦芽糊精果糖液前监测空腹血糖，然后入室前再次监测血糖值变化，糖尿病患者可用白开水代替。临床结果表明术前口服麦芽糊精果糖液能有效减轻患者口渴不适感，能有效地减轻术后胰岛素抵抗，从而避免术后高血糖以及并发症的发生，增强机体的免疫功能，加快患者术后恢复，缩短住院时间（图2-6）。

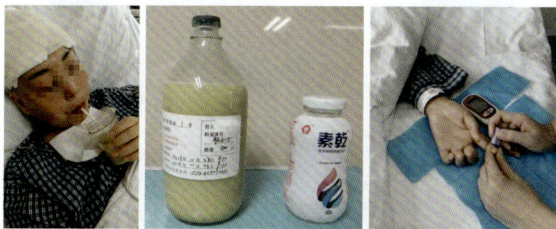

图2-6　口服营养液及测血糖

六、皮肤准备

或许是为了感染控制和便于手术操作的原因，传统颅脑手术备皮常常需要剃除全部头发，这对患者，尤其是女性患者造成了很大的心理压力，也对其术后恢复，尤其是社交造成比较大的影响。一篇发表在*Journal of Neurosurgery*的回顾性研究分析了165篇相关文献，术前备皮策略相关的研究21项，涉及了11 071名患者，没有任何证据说明术区剃除毛发能够降低术后感染率，并且有意思的是一些文献中显示出剃除毛发后发生了相对更高的感染率。有研究认为手术区皮肤准备剃除毛发可能造成肉眼看不到的表皮损伤，可能成为细菌生长繁殖的基础与感染源。

美国疾病控制与预防中心（Centers for Disease Control and Prevention，CDC）要求，除非毛发妨碍手术操作，否则最好保留术野的毛发。所以，头部手术备皮，应该采用剃除（推除）的方式，而不应该采取刮除方式，显然剃除更容易造成肉眼看不到的表皮损伤，而成为细菌生长繁殖的基础和感染源（图2-7）。

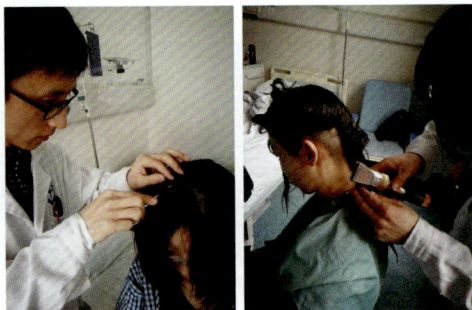

图2-7　手术区皮肤准备

唐都医院神经外科的ERAS方案采用术前充分的头部清洁（图2-8），根据病变手术需要，设计够用合理的手术切口，并进行沿术区更小的局部备皮。患者在术前一日洗澡，头部皮肤准备选择局部剃发，将切口处两侧2 cm范围的头发剃净，用温水清洗其余头发，最好选用温和的洗发水，然后用0.5%醋酸氯已定溶液浸泡头发，电吹风吹干后，将切口两边头发分组梳理成小辫（图2-9），使头发齐整以免手术中进入术野，术区皮肤进行聚维碘酮（碘伏）消毒，最后佩戴一次性无菌帽。通过改进备皮方式，既降低感染机会，又满足患者对外观形象的要求，减轻患者心理负担，增强患者手术信心，同时提高了患者满意度，有利于患者快速康复。

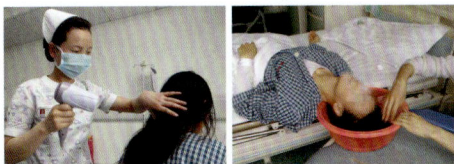

图2-8　术前充分的头部清洁

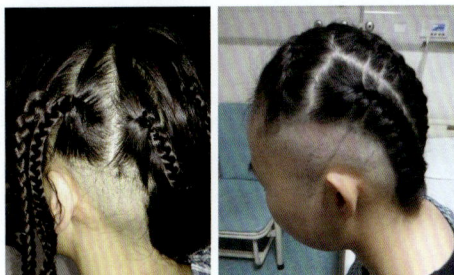

图2-9　将切口两边头发分组梳理成小辫

第二节　ERAS护理与传统护理的比较

ERAS护理与传统护理相比，每一项措施都是在ERAS理念指导下制定和实施的。在"医护一体"的指导下，更加有利于患者术后的快速康复。关于ERAS护理与传统护理的具体比较，见表2-5。

表2-5　ERAS护理与传统护理的比较

阶段	护理项目	传统护理	ERAS护理
术前护理	健康宣教	护士告知手术相关知识，减轻焦虑	①医护一体针对患者个体化情况，术前通过口头或书面形式向患者及其亲属介绍围手术期治疗的相关知识、ERAS手术成功病例；②讲解ERAS各种优化护理措施具体实施方法以及早期出院计划，让患者及其亲属认识到自身在此计划中的重要作用
	术前评估和干预（肺功能、深静脉血栓、术后恶心呕吐PONV、营养风险筛查）	术前没有各项完善评估量表，术后出现并发症对症处理	有各项完善的评估量表，根据各项评分值，高危患者早期采取护理干预措施，有效降低术后并发症的发生
	肠道准备	常规灌肠	①饮食指导、适当运动增加肠蠕动，促进患者排便；②术前1 d未排便者采用开塞露诱导，尽量排便1次
	口腔准备	无	口鼻腔清洁：餐后刷牙漱口

续表2-5

阶段	护理项目	传统护理	ERAS护理
术后护理	皮肤准备	术前1 d洗澡，全部剃发	①洗澡；②局部剃发；③消毒液浸泡头发，梳小辫；④局部皮肤消毒，戴无菌帽
	术前禁食	禁食8 h、禁水6 h	①禁固体食物6 h，术前2 h口服麦芽糊精果糖液或温开水；②监测空腹血糖和入室前血糖
	疼痛管理	根据患者的主诉，给予对症处理	①由麻醉医生、外科医生、护士组成疼痛管理小组；②向患者讲解疼痛方面的知识教育，让患者对疼痛有基本的认识，并指导患者进行疼痛控制的方法；③根据患者的不同情况选择适宜的评估工具；④制定有效的术后疼痛评估频率
	管道护理	常规留置	①一般出手术室前拔除气管插管；②常规不放置引流管；③麻醉清醒后6 h拔除导尿管，病情不稳定可适当延迟拔除，但一般不超过24 h
	早期进食	手术当日禁食水，术后1 d给予流质饮食，逐渐恢复正常	①经医护评估，麻醉清醒后患者无恶心、呕吐等胃肠道反应即可开始少量饮水；②术后4 h开始进流食，一般6~24 h后给予肠内营养液250 mL，并开始进食其他流食；③12~48 h后给予肠内营养液500 mL，增加软食，48 h后基本恢复正常饮食；④进食的量、频次和种类视患者耐受情况而定，以患者没有腹胀、恶心和呕吐等不适为标准

续表2-5

阶段	护理项目	传统护理	ERAS护理
	早期活动	凭自己意愿床上或下床活动	①制定术后ERAS患者每日活动计划②对术后活动量可进行科学的量化监测（智能手环监测及量化）③根据身体状况情况，活动时间及活动量可逐渐增加，活动时由护理人员监督并协助
	睡眠管理	根据患者的主诉，给予对症处理	评估患者失眠的类型，使用智能手环监测患者的睡眠时间，必要时使用药物辅助
	早期停止输液	不限制补液	①手术结束后至术后1d每日补液在2 000 mL左右；②术后2 d逐渐减少补液量，同时鼓励患者早期进食；③术后3 d无特殊情况停止输液
	术后并发症的预防	没有规范并发症评估标准	有规范的并发症评估标准，并根据评估标准，针对高危患者早期采取有效的预防措施
出院阶段	出院标准	讲解出院后相关注意事项	①制定了规范的出院标准；②出院前加强医患良好的沟通，并给予个体化指导方案，交代出院后病情，嘱出现异常情况及时联系医生
	随访	出院1周后电话随访，1个月、3个月后门诊复查	①加强患者出院后的随访和监测，通过微信、电话或门诊复查指导；②一般出院后1~3 d主管医生进行电话随访及指导，7~10 d门诊随访；③病区预留有急诊收治床位，及时收治有病情变化和再次入院治疗的患者

第三节　ERAS围手术期营养支持和管理

ERAS概念的提出，使医护人员对围手术期营养支持和管理也有了新的理解。ERAS营养管理通过优化围手术期的处理措施，减少创伤引起的代谢应激反应，如糖代谢紊乱、胰岛素抵抗、肠道菌群紊乱等，减少并发症，以达到患者的快速康复，缩短住院时间。在加速康复过程中，营养支持贯穿于围手术期的各个阶段，包括术前常规进行肠道准备、术前缩短禁食时间、术前口服纯糖类进行代谢准备、术后早期恢复口服饮食等。围手术期营养支持的目的，不再是单纯地维持手术患者的氮平衡，保持患者的瘦体组织（LBM），而是维护脏器、组织功能和免疫功能，促进脏器组织的修复，加速患者的康复。尽管与其他肿瘤相比，脑肿瘤患者营养不良发生率较低，但是恶心、呕吐、吞咽困难、头痛等症状也会影响到正常进食，进而导致体重减轻甚至营养不良。而营养不良是术后并发症发生的独立因素，良好的营养状况在促进快速康复方面具有重要意义。

一、术前营养处理

对手术患者进行营养风险筛查与营养评估，营养风险筛查方法采用NRS2002（nutritional risk screening 2002），营养评估包括身体测量、主观全面评定（subjective global assessment，SGA）、实验室检查等。

（一）营养风险筛查

NRS2002营养风险筛查初步筛查包括以下四个判断性

问题：①BMI<18.5[BMI（body mass index，体质指数）=体重（kg）/身高²（m）]；②过去3个月有体重下降吗？③患者在过去的1周内有摄食减少吗？④患者有严重疾病吗？任一问题为"是"，即进入第二步最终筛查，如果所有问题都是"否"，说明营养状况良好，暂不需要营养治疗。最终筛查内容包括营养状态受损、疾病严重程度及年龄三部分评分：①营养状况受损评分，0~3分；②疾病严重程度评分，0~3分；③年龄评分，0~1分，见表2-6。三项评分相加即为NRS2002总评分。对于NRS2002评分≥3分的患者应设定营养

表2-6　NRS 2002总评分计算方法

程度分级	得分	说明
营养状态受损评分：		
没有	0 分	正常营养状态
轻度	1 分	3 个月内体重丢失 >5% 或食物摄入比正常需要量低 25%~50%
中度	2 分	一般情况差或 2 个月内体重丢失 >5%，或食物摄入比正常需要量低 50%~75%
重度	3 分	BMI<18.5 且一般情况差，或 1 个月内体重丢失 >5%（或 3 个月体重下降 15%），或者前 1 周食物摄入比正常需要量低 75%~100%
疾病的严重程度评分：		
没有	0 分	正常营养需要量
轻度	1 分	需要量轻度提高：髋关节骨折，慢性疾病有急性并发症者（肝硬化*，COPD*，血液透析，糖尿病，一般肿瘤患者）
中度	2 分	需要量中度增加：腹部大手术*，脑卒中*，重度肺炎，血液恶性肿瘤
重度	3 分	需要量明显增加：颅脑损伤*，骨髓移植，APACHE 评分 > 10 的 ICU 患者

* 表示经过循证医学验证的疾病；年龄超过 70 岁者总分加 1，即年龄调整后总分值。总分≥ 3 分：患者处于营养风险，开始制定营养治疗计划；总分 <3 分：每周复查营养风险筛查。

支持计划，<3分的患者被认为暂无营养风险。NRS2002对于疾病严重程度定义为：

1分：慢性疾病患者因出现并发症而住院治疗。患者虚弱但不需卧床。蛋白质需要量略有增加，但可以通过口服和补充来弥补。

2分：患者需要卧床，如腹部大手术后，蛋白质需要量相应增加，但大多数人仍可以通过人工营养得到恢复。

3分：患者在加强病房中靠机械通气支持，蛋白质需要量增加而且不能被人工营养支持所弥补，但是通过人工营养可以使蛋白质分解和氮丢失明显减少。

（二）营养评估

包括身体测量、人体成分分析、主观综合性营养评估（SGA）、实验室检查等。人体测量指标包括身高、体重、体质指数、腰围、握力等。体重是反映营养状况最直接、最简单和常用的指标，也是反映机体营养状况的直接参数，手术期间体重的下降通常意味着机体分解代谢的增强。BMI也是反映蛋白质能量营养不良的可靠指标，但是不能反映水肿、体脂肪量过大而肌肉不足患者的营养状况。握力能反映上肢肌力的变化，间接体现机体营养状况的变化。SGA主要包括体重改变、饮食状况、胃肠道症状、活动能力、应激反应、肌肉消耗情况、肱三头肌皮褶厚度及有无肿等。实验室检查主要是与营养状况关系比较密切的血清总蛋白、清蛋白、淋巴细胞等指标。

考虑到采取ERAS方案后，患者住院时间会缩短，应激会减小，那么，人体测量以及清蛋白（半衰期为14~20d）等指标可能变化微弱，不能反映患者营养状况的变化，不适合评估ERAS的有效性。因此，采用生物电阻抗法进行人体成分分析，生物电阻抗法分析人体成分是根据人体不同成分对电流的传导性不同，当不同频率的电流通过人体时，产生不同的阻抗值，再利用公式推算出脂肪与非脂肪组织的构成含量，能更细致地体现手术对患者身体状况的影响，更可靠、更精确地体现患者短期营养状况的变化。通过人体成分分析患者术前、术后身体脂肪质量（fat mass，FM）、去脂体质量（fat free mass，FFM）、肌肉质量（muscularis mass，MM）、总体水分（total body water，TBW）、细胞内液（intracellular fluid，ICF）及细胞外液（extracellular fluid，ECF），计算出体细胞质量（body cell mass，BCM）、体细胞质量指数（body cell mass index，BCMI）、脂肪组织指数（fat-free mass index，FMI）、去脂组织指数（free-fat mass index，FFMI）[计算公式：$BCM(kg) = ICF(kg)/0.7$，$BCMI(kg/m^2) = BCM(kg)/身高^2(m)$，$FMI(kg/m^2) = FM(kg)/身高^2(m)$，$FFMI(kg/m^2) = (BM-FM)(kg)/身高^2(m)$]。人体在能量摄入不足及应激状态下时，会消耗机体蛋白质，蛋白质的消耗对机体的影响大于脂肪消耗对机体的影响，因此，在人体成分各项指标中，BCM和FFM通常被认为是评价营养不良最有意义的指标。BCM是细胞内液和蛋白质的总和，FFM是无脂组织，包括肌肉和水分。由于BCMI、FFMI消除了身高、体重的影响，能更准确地评估营养状况。

经营养风险筛查与评估，对于体重低于正常值范围90%以下、体质指数<18.5且一般状况差、清蛋白水平低于正常值范围等存在营养风险或不同程度营养不良的患者应给予饮食指导，进食量不足日常进食量60%者给予口服营养补充，以改善其营养状况（图2-10）。

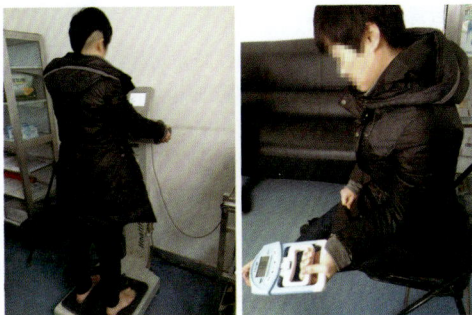

图2-10　术前营养状态评估

（三）肠道准备

传统的术前肠道准备措施是术前10~12 h禁食、4 h禁饮，以防止麻醉期间发生呕吐和误吸，但这样会使患者过早进入分解代谢状态，易导致加重术后胰岛素抵抗，不利于术后康复及降低并发症发生率。事实上，胃功能正常时，进食固体食物6 h后胃即可排空，而液体则2 h即可排空。应激状态下，皮质醇水平升高，会导致蛋白质分解增加、体重减轻、肌肉和氮的丢失。研究发现，术前给予12.5%的糖类饮品能减少术后蛋白质和氮的丢失，保持更好的瘦体重及肌肉力量。因此，对患者采取目前公认的术前6 h禁食固体食物，术前2~3 h给予400 mL含12.5%纯糖类的饮品方案，以缓解饥饿、口渴、焦虑情绪，缓解高分解代谢，降低术后胰岛素抵抗和高血糖的发生率，减少术后氮和蛋白质损失、维持肌力，加速患者康复。对于术前口服营养补充的患者，口服营养补充剂中的能量及蛋白质与普通食物相比更有优势，亦可减轻应激对机体分解代谢的影响。

二、术后营养支持

早期进食，不仅是单纯的经肠补充营养，更重要的是可以维护肠黏膜正常功能。肠黏膜细胞的生长、增殖与修复所需的营养物质直接来自与黏膜相接触的食糜。同时，肠黏膜耐受缺血的能力极差，极易出现缺血-再灌注损伤。因此，要求及早进行肠内营养。早期进食除能给予修复物质外，也促进了肠蠕动，门静脉循环。进一步的实验研究证实，肠内营养更可促进肠黏膜细胞生长因子的产生和碱性磷酸酶的活性，增强肠道黏膜的修复，改善免疫功能，并且也有助于肠道调整菌群，减少菌群紊乱及肠道细菌易位的发生。

因此，术后不按传统方法等待患者肠蠕动恢复后才开始进食，而是尽早开始正常食物摄入或肠内营养。一般，术后4 h患者清醒后就开始饮水，术后6~12 h开始进流食，一般术后6~24 h给予肠内营养液250 mL，并开始进食其他流食，术后12~48 h给予肠内营养液500 mL，增加软食，术后48 h基本恢复正常饮食。如果术后3 d患者未恢复正常饮食，可继续服用肠内营养液以增加摄入量。此外，早期下床活动亦可促进机体合成代谢，有助于营养物质的消化吸收，促进患者快速康复（图2-11）。

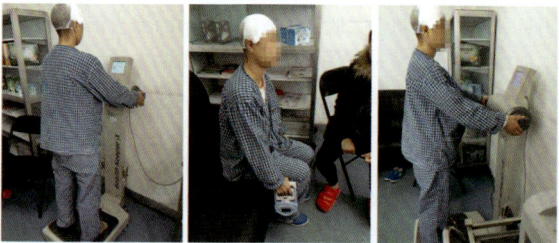

图2-11 术后营养状态评估

恶心呕吐是神经外科术后常见症状，其主要原因来自于颅内压的变化和麻醉药物的残留效应等。术后发生恶心呕吐会影响ERAS营养管理中的患者早期进食，而饥饿则有可能进一步加重恶心呕吐的发生，所以术前术后均会对患者的呕吐发生风险及状况加以评估（具体见其他相关章节），术中及术后给予相应的干预措施预防和控制呕吐的发生，以帮助患者术后早进食并尽快恢复正常饮食。尽管神经外科手术不同于消化道手术，对患者营养状况的整体影响较小。目前还没有足够多的证据认为脑肿瘤患者术后营养支持是绝对必需的，但对于昏迷7 d以上的患者，营养支持是强烈推荐的。

第四节　麻醉ERAS管理

加速康复外科是指为使患者加速康复，在围手术期采用的一系列经循证医学证据证实有效的优化处理措施，以减轻患者心理和生理的创伤应激反应，从而减少并发症，缩短住院时间，降低再入院风险及死亡风险，同时降低医疗费用。麻醉科作为外科手术的重要参与者，术后加速康复的麻醉管理，是神经外科ERAS的重要组成部分，是保证患者顺利快速康复的重要保障者。

术后加速康复的麻醉管理强调麻醉科医生在围手术期所起的作用，不仅仅包括提供最佳手术条件、消除疼痛和保障围手术期患者生命安全，更应该注重如何促进术后患者加速康复。麻醉科医生应当在围术期合理调节并预防应激反应（内分泌、代谢和免疫等等），使用各种已证实有效的方法，在术前准备日、手术当日和术后次日优化患者管理，降低手术伤害性刺激反应，维持重要器官功能，最小化不良反应（如疼痛、恶心和呕吐等），减少并发症，加速术后康复，从而缩短住院时间，减少住院费用，提高患者满意度。

一、术前准备日

为了保障手术患者在围手术期(从患者决定接受手术治疗开始，到手术治疗直至基本康复，包含手术前、手术中及手术后的一段时间)的安全，增强患者对手术和麻醉的耐受能力，避免或减少围术期的并发症，应认真做好麻醉前的评估、优化和宣教工作。完善的手术前准备可以使患者具有充分的心理准备和良好的生理条件，让患者对麻醉手术过程有大致了解，减少患者对麻醉手术的恐惧与陌生感，有充分的心理准备过程和适应过程；另一方面使自己的生理条件达到最佳状态。

（一）术前评估

所有的麻醉和手术都会影响患者的生理状态，加上合并内科或者外科疾病也会有病理生理的变化，加上患者入院后的精神状态都会有所改变，进而会影响机体内镜镜的变化。麻醉前的病情评估就显得尤为重要，不但可以和患者充分沟通，提高患者满意度，而且可以全面了解患者全身情况和重要器官的生理功能，制定个体化的麻醉方案，为围术期安全保驾护航。

1. 全面的病史采集

询问患者的个人史、既往史、麻醉手术史、治疗用药史等等。重点关注患者一般活动耐受力，有没有特殊不良嗜好；有没有药物过敏史，是否应用与麻醉手术相关的药物等；有没有麻醉手术治疗病史，以及当时的状况。

2. 和患者仔细交谈

与患者充分沟通耐心交流，消除患者紧张焦虑的心理。了解患者的诉求，并尽力满足。

3. 详细的体格检查

与患者充分沟通交流的同时，注意检查患者发育状况；常规测定血压、脉搏、呼吸、体温和体重；检查患者牙齿情况，颈椎活动度和颞颌关节功能；评估气道状况，是否有移位受压、颈动脉杂音等；观察呼吸频率、呼吸动度，注意是否有病理状态，听诊双肺呼吸音有无病理性呼吸音。检查心脏及大血管，听诊心率，心律是否规则，有无杂音；观察外形皮肤黏膜颜色温度等周围循环情况。

4. 呼吸道评估

重点了解近期有无上呼吸道感染、咳嗽咳痰、哮喘、慢性支气管炎、鼻窦炎以及阻塞性睡眠呼吸暂停综合征（OSAS）病史，了解日常活动能力。急性上呼吸道感染者应控制感染后1~2周手术；慢性支气管炎急性感染期应治愈后2周再行择期手术；哮喘患者应适当控制感染、停止吸烟和适当使用解除支气管痉挛的药物。

5. 心肺功能评估

了解患者日常活动，是否能胜任一般体力劳动，可以用屏气试验（患者安静5~10分钟，深呼吸数次后，做一次深吸气后憋气，记录屏气时间。超过30秒钟以上者，提示心肺功能良好；如果小于20秒钟则提示心肺功能不全）。爬楼试验（患者正常速度一口气登上3层楼后，如能在10分钟内心率和呼吸频率完全恢复到登楼前的水平，且无心律失常，则表明心肺功能良好。）来评估心肺功能。

合并有高血压的患者，需明确是原发性还是继发性高血压，是否存在重要脏器的损害及程度。应用药物的治疗情况，必要时调整用药，使血压控制在合理范围内。

合并有心脏病的患者，麻醉风险在于围术期发作心肌梗死。因此，麻醉前要了解患者①是不是存在心绞痛及其严重程度；②近期是否发生过心肌梗死，择期手术应在心梗后6个月以后做；③目前的心功能状态。必要时对合并心脏病的患者进行治疗：①心绞痛症状基本消失；②心力衰竭症状（如肺底湿啰音、呼吸困难等）基本控制；③心电图无房性期前收缩和频发室性早搏。

合并先天性心脏病的患者，要特别注意评估心功能，心功能Ⅰ级、Ⅱ级，既往无心力衰竭史可以接受一般择期手术。

合并心律失常的患者，其意义在于引起心律失常的原因和对血流动力学的影响。没有明显自觉症状，无血流动力学影响的单纯心律失常，不增加麻醉风险，可不予特殊处理。

合并心脏瓣膜病的患者，要注意病变的性质及心功能损害程度，辨别是以狭窄为主还是以关闭不全为主或两者兼有。病情严重者禁忌择期手术。

6. 麻醉风险评估 (ASA 分级)

根据患者全身状况，结合体格检查和日常活动的了解，给予麻醉风险评估，依据美国麻醉医师协会（ASA）体格检查情况评估给出分级（表2-7）。Ⅰ级、Ⅱ级患者对麻醉耐受力好，一般可以平稳度过围术期；Ⅲ级患者存在一定的麻醉风险，术前尽可能做好充分准备，积极预防并发症；Ⅳ级、Ⅴ级患者麻醉风险极高，一般不适合择期手术，麻醉前必须做好充分细致的准备。

表2-7　ASA病情分级表

分级	分值	标准
Ⅰ级	1	正常健康。除局部病变外，无周身性疾病
Ⅱ级	2	轻度或中度的周身疾病。如轻度高血压、贫血、新生儿或80岁以上老人
Ⅲ级	3	有严重的周身性疾病，日常活动受限，但未丧失工作能力。如重症糖尿病
Ⅳ级	4	有生命危险的严重周身性疾病，已丧失工作能力。如心功能不全等
Ⅴ级	5	病情危急，生命难以维持的濒死患者。如颅内动脉瘤破裂等

7. 了解手术方案并制定相应的麻醉计划;

与手术医师沟通,了解手术的缓急、部位、大小、手术时间长短,出血程度,是否功能区,术中是否有特殊要求(如控制性降压、神经生理监测、术中唤醒等),制定个体化麻醉方案。

8. 签署知情同意书。

麻醉医生与患者和患者亲属充分交流,讲明麻醉手术的风险及合并症,并发症,取得理解并签署知情同意书(图2-12)。

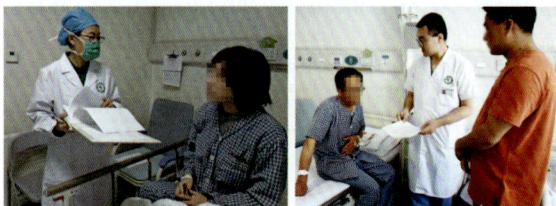

图2-12 术前麻醉访视与评估

(二)优化

1. 对贫血的原因进行评估并进行相应的治疗

当血红蛋白降低至≤70 g/L时输注红细胞,急诊抢救除外。手术中决定是否输血也基于患者对其他干预措施的反应。这里指的其他干预措施,包括早期液体负荷冲击复苏等。对于具有低灌注证据的患者(如中心静脉血氧饱和度低、乳酸酸中毒等),建议纠正血红蛋白至不小于100 g/L,以使组织的供氧最大化。

2. 控制高血压

高血压是以体循环动脉压增高为主要表现的临床综合征，成人收缩压（SBP）≤140 mmHg，舒张压（DBP）≤90 mmHg。严重的高血压患者往往合并心肺功能不良，而且围术期心肌梗死和心绞痛，以及脑血管意外的发生率较一般人群高的多，因此围术期控制血压就显得尤为重要。首先要确诊高血压，对于需要药物治疗的高血压患者，术前均应将血压控制在适当水平，建议SBP≤160 mmHg，DBP≤95 mmHg。

3. 控制高血糖

围手术期血糖控制是重要组成部分，应激和胰岛素抵抗引起的围手术期高血糖与术后病死率相关，而且高血糖降低白细胞的趋化性和功能，增加感染的概率，延缓伤口愈合，导致渗透性利尿而致脱水，促进血液高黏度和血栓形成，所以围术期应该纠正高血糖。术前使患者空腹血糖≤8 mmol/L，术中血糖≤15 mmol/L为宜。

4. 凝血功能的优化

患者可因使用抗凝血药（凝血酶抑制药、ADP受体抑制药、纤维蛋白溶解药）以及合并相关疾病（创伤、尿毒症、肝功能障碍）引起凝血功能障碍，可通过血浆制品（如新鲜冰冻血浆、冷沉淀制品或血小板）、维生素K、人重组凝血因子Ⅷa预防相关的围术期急性出血。

下肢深静脉血栓形成/肺动脉血栓栓塞症的原发性危险因素（遗传变异）和继发性危险因素（手术操作、活动受限、组织因子释放），可引起静脉损伤、静脉血流的停滞及血液高凝状态。物理及药物预防措施可减少术后深静脉血栓形成的发生，如间歇充气加压装置可以降低下肢深静脉血栓形成发生率；对于有出血风险的患者应该权衡药物预防深静脉血栓形成与增加出血风险的利弊。另外间歇充气压装置可能限制患者早期活动。否则可替代药物成为预防术后深静脉血栓形成的最重要手段。

虽然，神经阻滞和普通肝素联合使用未增加相关并发症发生率，但有研究指出大剂量低分子肝素（LMWH）的联合使用可增加硬膜外血肿的风险。因此，择期手术患者在术前应停用阿司匹林1周；当阿司匹林与其他非甾体抗炎药（NSAIDs）、氯吡格雷、华法林、LMWH、肝素合用时，出血风险增加，并接受双联抗血小板治疗的患者方案调整取决于外科手术的紧急程度以及患者发生血栓和出血的风险，需要多学科会诊选择优化治疗策略。口服华法林治疗的患者，一般也要停药1周，使INR降低至1.4以下；若INR>1.4但患者需要及早手术，可予患者口服小剂量（1～2 mg）维生素K，使INR尽快恢复正常；对于合并房颤等血栓形成高危因素或者植入机械心脏瓣膜的患者，一般认为应该停用华法林并使用普通肝素或LMWH替代。监测INR和APTT，必要时输注血浆制品改善凝血。

5. 术前疼痛评估，对难以忍受的疼痛建议镇痛治疗

疼痛是患者围术期的主要应激因素之一，可影响患者围术期下床活动，阻碍外科患者术后康复、影响患者围术期生活质量，影响出院时间。因此，疼痛治疗是加速康复外科非常重要的环节，其目标包括良好的镇痛效果；较小的不良反应和并发症；维护良好的器官功能，有利于患者术后康复；较高的性价比。术前或术后早期减轻焦虑可以使疼痛问题更易控制。因此术前访视时和患者讨论疼痛的

处理问题是十分重要的。研究表明，同患者探讨既往的疼痛经历、目前的期望和恐惧与给患者抗焦虑药物比是同样有效的。患者应该有机会就此提出问题和表达他们对手术操作所关注的事情。

对于长期应用口服阿片类药物治疗慢性疼痛的患者，确定所需药物的基础量相对困难。对于阿片类药物的耐受可以影响术中麻醉和术后疼痛治疗的药量。

对于术前患者存在慢性疼痛的应继续维持适合患者的治疗量药物，由于此次疾病引起的疼痛应给予适当的镇痛药物给予缓解。用药以口服非甾体类抗炎镇痛药为主。如非必要不建议应用阿片类药物；可合并给予抗焦虑药。

（三）宣教

术前大部分患者存在悲观、焦虑等心理应激，会干扰相关医疗措施的顺利进行。麻醉医生在术前应对患者及其亲属进行认真的宣教和辅导，这也是ERAS得以顺利实施的首要步骤。

1. 可能采取的麻醉方式

很多患者最关心的是术中自己是否知道、是不是很疼、术后能不能醒过来等等。针对这些问题麻醉医生应当耐心的予以解答。消除患者及其亲属的顾虑。神经外科的麻醉方式大部分采用全身麻醉，也有功能区的唤醒麻醉，椎管脊髓手术的椎管内麻醉，或者局部浸润麻醉。麻醉专业相对别的医学专业更有其特点，相当一部分人不了解甚至是第一次接触麻醉医生，应用通俗的语言耐心的让患者最大程度地了解其手术所采取的麻醉方法，并取得患者的配合尤为重要。

2. 麻醉中可能出现的相关并发症及解决方案

麻醉作为一个高风险、大众不太知道的神秘专业，随着医学科学的发展，其并发症的发生率越来越低，但是任何一个麻醉并发症都会给患者带来严重的创伤甚至是致命的危害。在宣教过程中，我们要消除患者对于并发症的过度担忧，同时要让患者和家属了解，我们的工作以预防并发症为首，一旦出现会积极进行专业干预。以此取得患者和其亲属的理解和配合。

3. 术后的镇痛策略

疼痛是影响患者康复，影响患者舒适化的重要因素之一。对于非功能区，术后不影响意识及呼吸的脑外科手术，比如单纯的鞍区占位、浅表的脑膜瘤、脊髓手术等，应常规应用术后镇痛泵。要加强术后随访，了解镇痛效果，观察是否对术后病情判断有影响。

4. 围手术期需要患者和其亲属配合的事项

术前戒烟禁酒，调整心态，释放紧张恐惧心理，适应住院环境，进行心肺功能锻炼。防止上感等呼吸道疾病，必要时请相关科室协助调整心肺及心理状态到最佳。患者及其亲属有困惑时，嘱其及时与主管医生，麻醉医生及护理人员沟通，以便了解和配合相应的治疗工作。

二、手术当日

为加速患者康复，与传统神经外科手术相比，ERAS患者的麻醉管理有一定的特殊性，包括适当放宽对术前禁食水的要求，重视对恶心呕吐和应激性消化道溃疡的预防，使用短效麻醉和镇痛药物，目标导向的液体管理，核心温度监测和术中保温，预防深静脉血栓形成，切口部位头皮局麻药浸润镇痛、术后早期拔管等。

（一）术前禁食水

术前6 h禁食固体饮食，手术2 h前饮用清质营养液12.5%麦芽糊精果糖液400 mL，术前2 h内禁食水。

（二）麻醉准备

（1）患者入室后开放两条外周静脉通路，为了手术操作方便，一般开放下肢静脉，必要时行深静脉穿刺置管。

（2）连接监护仪，监测HR、ECG、Bp、SpO_2、体温、麻醉深度。

（三）麻醉前用药

（1）减少分泌物：应用长托宁0.5 mg。

（2）调节应激：地塞米松10 mg。

（3）预防恶心呕吐：托烷司琼3 mg。

（4）预防应激性消化道溃疡：一般应用质子泵抑制药，抑制胃酸分泌。

（四）麻醉方法

（1）麻醉诱导：2%利多卡因1 mL或地佐辛5~10 mg，预防药物注射痛，丙泊酚2 mg/kg、罗库溴铵0.6 mg/kg、芬太尼2 μg/kg。

（2）呼吸机参数设置：潮气量6~8 mL/kg，频率12~15次/min，吸入氧浓度80%，30 min后根据动脉血气分析结果调整呼吸参数，合理使用过度通气，降颅压的同时避免血管收缩过度导致缺血。

（3）麻醉维持：丙泊酚 4~10 mg/（kg·h）持续静脉泵注或七氟烷持续吸入，瑞芬太尼 0.05~0.2 μg/（kg·min）持续静脉泵注，间断追加罗库溴铵（术中行神经电生理监测者不再追加）。

（4）头皮局麻：切皮前 0.2% 罗哌卡因头皮局部浸润麻醉。

（五）术中监测

（1）持续监护 HR、ECG、有创动脉压、SpO_2、体温、麻醉深度监测，心功能监测（Flotrac），肌松监测，必要时行动脉血气分析（图 2-13）。

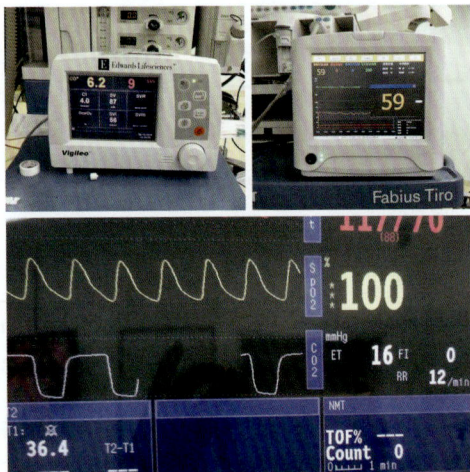

图2-13　术中监测仪器

（2）术中维持脑电深度40-60，　MAP波动在基础值20%，SpO_2>90%，SVV<13%，$PaCO_2$ 35~40 mmHg。

（六）液体管理

（1）首选平衡盐晶体液，根据容量监测指标如每搏量变异度（SVV）等进行目标导向容量治疗，使SVV<13%，尽量避免术中过多的液体输入。

（2）减少出血，减少异体输血。如果患者没有血容量不足的证据，可适当使用血管活性药维持血流动力学稳定。

（3）Hb≤80g/L输注红细胞悬液。

（七）血糖控制

术中间断测血糖，必要时使用胰岛素控制血糖≤10 mmol/L，并注意避免低血糖。

（八）术中保温

保持体温核心温度36 ℃~37 ℃；联合使用多种加温保温措施；预加温，保温毯使用，液体加温装置，暖风机等。

（九）预防压创和深静脉血栓

术中根据压创风险评估，对于中高危患者，应用防压创防护垫；推荐使用弹力袜和间歇充气下肢加压设备等预防下肢深静脉血栓形成。

（十）术后镇痛

当手术时间超过3 h时，缝合头皮需再次使用罗哌卡因局部浸润麻醉。对于非功能区手术，不影响医生观察术后苏醒及功能状况的手术，推荐使用术后镇痛泵。

（十一）麻醉结束

缝完头皮后停药，诱导呼吸。达到拔管指征拔除气管导管，Steward苏醒标准>4分方可离开手术室（表2-8）。

表2-8　Steward苏醒评分标准	
评分项目	分值
清醒程度	
完全苏醒	2
对刺激有反应	1
对刺激无反应	0
呼吸道通畅程度	
可按医师吩咐咳嗽	2
呼吸支持可保持呼吸道通畅	1
呼吸道需要给以支持	0
肢体活动度	
肢体有意识的活动	2
肢体无意识的活动	1
肢体无活动	0

3项总评分在4分以上方能离开手术室或恢复室

（十二）拔管指征

（1）意识恢复，可以根据指令进行简单的动作。

（2）自主呼吸，呼吸频率<30/min，潮气量>300 mL，SpO_2>90%，咳痰等气道保护反应存在。

（3）血流动力学稳定。

（4）肌力基本恢复，可以抬头。

（十三）术后饮食

患者清醒后4 h可以饮清水；6 h后可进流食或营养液；24 h后可进普通饮食。

三、手术次日

患者在手术麻醉期间，外科疾病或并存疾病、麻醉方法和药物、手术创伤和失血以及体位改变等因素都可对患者生理功能造成不同程度的影响，严重者可危及生命。因此，术后应继续密切观察和监测患者的各种生理功能，主动采取措施预防严重生理变化的发生，及早处理术后疼痛、恶心呕吐等不良反应，鼓励患者早期进食和下床活动，促进患者加速康复。

（一）术后随访

（1）了解患者康复情况及麻醉相关并发症等，重点关注意识，呼吸与循环，提出治疗建议。

（2）与外科医生沟通，做好术后疼痛治疗工作。

（3）鼓励患者早期进食和下床活动。

（二）术后恶心呕吐的预防与处理

（1）手术切口罗哌卡因局部浸润麻醉。

（2）首选静脉全身麻醉药丙泊酚，减少吸入全身麻醉药的用量。

（3）使用短效阿片类药物如芬太尼和瑞芬太尼。

（4）对于高危患者，提前使用抗呕吐药物（如5-HT$_3$受体拮抗药）和地塞米松，必要时可联合DA-R拮抗药（胃复安），抗组胺药等。

第五节 手术室ERAS管理

手术是加速康复外科实施的重要环节之一，手术室护理在术后加速康复方面担当了重要角色。ERAS是多科协作MDT模式，神经外科手术室作为协作组的重要组成部分，紧跟医疗技术新进展，优化并制定了详细的手术护理流程且应用于临床，通过术后观察及随访，证实是有效的措施。

为保障ERAS手术护理的熟练、精准，唐都医院神经外科专门成立了ERAS手术配合团队，并对手术护理流程进行优化。首先，对团队成员进行ERAS理念培训，了解ERAS国内外应用现状及在神经外科应用的重要临床意义，使团队成员从思想上高度重视该理念的重要性。其次，进行ERAS相关知识培训，熟练掌握ERAS的工作流程、术中护理重点、ERAS护理记录单的正确执行等，保障手术运行过程更加流畅，进而缩短手术时间。制定了ERAS手术护理标准操作规程，包括"术中ERAS护理记录单"及"ERAS手术护理流程"，同时从术前访视流程、术中压创预防、术中低体温预防、术中静脉炎预防、术中下肢深静脉血栓预防及术中感染控制六方面进行具体实施。

一、术前访视

手术前患者会产生焦虑和恐惧，这样就会增加手术刺激产生的应激反应和术后并发症。手术室护士术前访视时分析不良情绪产生的原因，根据不同心理状态给予不同的疏导，从而缓解患者的不良情绪，平稳度过围手术期，加速患者术后的康复。为此，专门设计了"IPAD术前访视软件"，该软件将患者及其亲属预了解的手术中的信息更加直观、形象的展示给他们，提高患者满意度及知晓率，使患者更好配合手术。

手术室护士于术前1 d下午16:00~18:00携带IPAD去病房进行术前访视（图2-14）。首先查看病历，熟悉患者的病史、有无基础疾病（高血压、糖尿病）、过敏史等；其次与主管医生沟通，明确术式、体位、手术级别、预计手术时间，使用的特殊器械、仪器设备等，提前准备，以减少患者手术等待时间，保障手术顺利进行。再次，与麻醉医生沟通，明确麻醉方式、麻醉关注点以便更好地配合麻醉。以上准备工作完毕后手术室护士来到病床旁边与患者进行交流，针对不同的问题采取相应护理措施：

（1）针对患者紧张、焦虑采取的护理措施：在沟通中尽量使用肢体语言和通俗易懂的语言主动安慰患者；介绍成功病例以减少顾虑；介绍医疗技术成熟，请患者放心；询问睡眠质量，必要时术前晚遵医嘱使用镇静药。

（2）针对术中患者担心疼痛的护理措施：告知患者手术当日流程，穿刺前做好解释鼓励工作，介绍麻醉方式，消除其对疼痛的顾虑。

（3）消除患者对手术室陌生环境所产生的担忧的护理

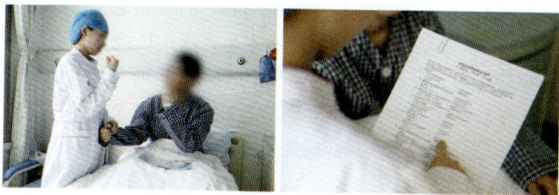

图2-14　手术护理术前访视与评估

措施：IPAD术前访视模块应用，以视频和图片的形式使患者很直观的了解到手术室环境，手术当日仍然由访视时的护士始终陪伴在患者身边。

（4）消除长时间禁食引起的不适感的护理措施：术前2 h可服用营养液，减轻胃肠道的不适感。

二、压创的预防

术中压创是指在手术的特殊情况下，由于手术体位产生的对局部皮肤的压力，受压部位出现硬结、水泡等。神经外科手术操作精细、时间长，同时患者长时间处于麻醉状态下，因此，对患者皮肤、神经的保护是快速康复理念的要求之一。患者一旦发生皮肤、神经损伤，可加重患者病情、延缓康复、增加痛苦及经济负担等。保护好皮肤、神经是手术护理的重要方面。为此，专门设计了"神经外科手术患者术中压创风险评估表"，通过专家函询及临床试验，应用效果良好。压创预防流程如下。

（1）根据术前"手术患者压伤风险评估表"判断风险等级，有利于手术室护士了解患者发生压创的风险，提前做好皮肤压创的预防。

（2）体位安置时严格按照相关要求进行，受压部位涂抹皮肤保护剂、垫泡沫敷料及体位防护垫用以预防压创的发生。

（3）在不影响手术的前提下每隔30 min抬起受压部位。

（4）根据术中、术后"手术患者压伤风险评估表"判断风险等级，有利于手术室护士与病房护士的交接，使病房护士了解患者术中情况，进一步做好术后皮肤及肢体神经损伤的预防，体现压伤预防的连续性。

三、术中低体温防护

术中低体温是指患者在手术过程中体温低于36℃。低体温的影响因素包括低温环境、大量输血输液、体表散热、麻醉因素、自身因素等。低体温可导致凝血机制障碍、伤口愈合时间延长、感染增加等并发症的发生，且低体温复温过程中易形成应激，损伤白细胞和凝血功能，有增加心血管系统的负担等不良影响。因此，术中保暖措施的实施非常重要。

（1）患者进入手术室前30 min将室温调整至22℃~25℃。

（2）提前10 min用加温设备对手术床及盖被加温，并在术中持续使用充气式加温设备维持正常体温，同时根据术中室内温度监测数据及时调整加温设备的温度（图2-15）。

（3）输注的液体、血液及冲洗液均需加热，用"液体加温柜"加温至37℃~38℃（图2-16）。

（4）保持切口周围干燥，防止敷料被血液、冲洗水浸湿，以减少散热。

（5）手术配合：手术室护士物品准备齐全，减少术中等待时间，并熟练掌握手术步骤、缩短切口暴露时间。

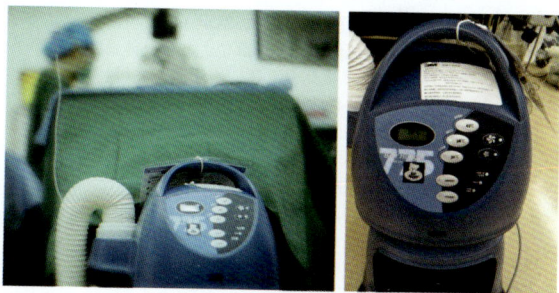

图2-15 术中的保温设备

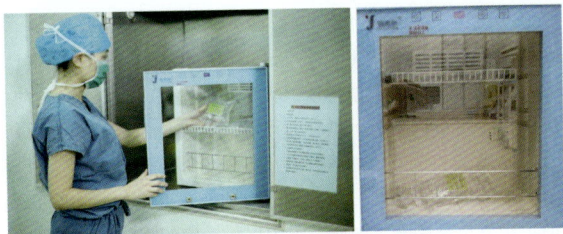

图2-16　术中液体加温

（6）手术结束后通知病区提前做好接手术患者准备，在患者转运途中盖好盖被。

低体温的预防流程见表2-9。

表2-9　低体温的预防流程

项目	具体措施
术前	◆ 加强心理疏导，缓解紧张情绪，使患者对冷刺激阈值降低 ◆ 控制手术间温度，室温保持在22 ℃~25 ℃，老人小孩患者时保持在24 ℃~26 ℃，相对湿度40%~60% ◆ 预热手术床及盖被
术中	◆ 输注液体及血液、冲洗液加温至38 ℃左右 ◆ 充气式加温毯覆盖非切口部位，减少身体暴露面积 ◆ 使用湿热交换器及人工鼻，用于调整并维持吸入气体温、湿度的适宜性，可有效减少呼吸道散热 ◆ 加强术中体温监测，随时调整加温毯温度 ◆ 保持切口周围无菌单和手术床单位干燥，减少散热 ◆ 密切配合，缩短麻醉、手术暴露时间
术后	◆ 必要时转运前通知接收科室预热床单位 ◆ 转运过程中避免暴露，必要时使用热水袋保温 ◆ 缩短转运时间

四、术中静脉炎的预防

静脉炎是指静脉血管的急性无菌性炎症，是由于物理、化学或感染等因素对于血管内壁的刺激而导致血管壁的炎症表现。手术室是静脉炎的高发科室之一，与手术室留置针的使用及甘露醇、麻醉药物等高渗性药物的使用密切相关。静脉炎一旦发生，增加患者痛苦的同时又增加医护人员穿刺的难度，影响患者治疗和康复，延长住院时间，患者满意度下降。因此，预防静脉炎的发生就显得至关重要。

（1）评估手术需要、血管情况，选择型号合适的留置针和穿刺部位。

（2）操作技术娴熟，避免在同一根血管反复穿刺。

（3）严格执行无菌技术操作，避免污染穿刺部位及针头。

（4）在穿刺部位上方延静脉走向粘贴水胶体敷料。

（5）术中加强巡视，避免输液速度过快。

（6）输注浓度高、刺激性强的液体时选择深静脉或肘部静脉，避免选择远端小静脉。

（7）严格配伍禁忌。

（8）加药时选择合适注射器，避免橡皮塞流入静脉。

（9）更换液体时严格无菌操作。

术中静脉炎预防流程见表2–10。

五、下肢深静脉血栓

下肢深静脉血栓（deep venous thrombosis，DVT）是指血液在下肢深静脉系统不正常的凝结，堵塞管腔，导致静脉回流障碍的一种疾病，是手术后常见并发症之一，与手术失血、血液高凝状态、长时间麻醉状态等密切相关。血栓的形成严重影响患者的术后康复，增加经济负担和心理压力，严

表2-10　静脉炎预防流程

项目	具体措施
术前	• 术前评估手术需要、患者血管情况选择型号合适的留置针和穿刺部位 • 操作技术娴熟，避免在同一根血管反复穿刺 • 严格执行无菌技术操作，避免污染穿刺部位及针头 • 在穿刺部位上方粘贴透明敷料
术中	• 术中加强巡视，避免输液速度过快 • 输注浓度高、刺激性强的液体时选择深静脉或肘部静脉，避免选择远端小静脉 • 严格按照配伍禁忌 • 加药时选择合适注射器，避免橡皮塞流入静脉 • 严格无菌操作
术后	• 严密观察输液部位及血管状况 • 同一根输液器不能使用超过 24 h • 严格与病房护士交接留置时间

重者可危及患者生命。术中预防性护理干预能改善血液高凝状态，促使血液循环，降低术后血栓的发生率，改善预后和生活质量。

（1）尽量避免下肢穿刺，同时提高一次穿刺成功率，并抬高下肢，促进血液循环。

（2）针头阻塞时，轻轻挤压滴管下端靠近针头处的输液管，若有阻力，松手又无回血时，则表示针头已堵塞，应拔出针头，更换针头后重新穿刺，切记强行挤压输液管。

（3）及时输血治疗，患者术中失血过多出现血容量不足时，会释放大量的凝血酶和激活前凝血酶物质，导致凝血-纤溶系统失衡，造成血液黏度升高，使得血液处于高凝状态，会增加血栓发生风险。因此，对大量出血患者要及时输血治疗。

（4）行下肢按摩：巡回护士在不影响手术操作的前提下，每隔30 min由小腿向大腿方向为患者进行肌肉按摩，使腿部的肌肉收缩，发挥泵的功能，对外周血管壁施加压力，促进血液循环，防止微血栓的形成（图2-17）。

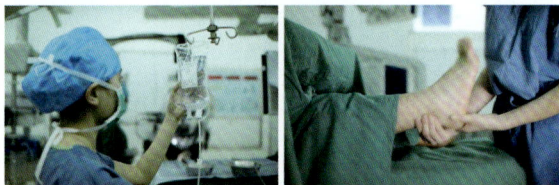

图2-17　术中下肢按摩

（5）弹力袜的使用：根据患者下肢脚踝周长、小腿肚最大周长及大腿最大周长，选择合适的号码，促进下肢静脉回流，有效的缓解或改善下肢静脉和静脉瓣膜所承受压力。

（6）间歇式充气压力仪：根据医嘱可为患者使用间歇式充气压力仪，按照仪器的使用要求进行间歇式按摩。

（7）注意下肢保暖，防止寒冷刺激引起静脉痉挛、血液凝固发生血栓。

下肢深静脉血栓的预防流程见表2-11。

六、手术部位感染

手术部位感染（surgical site infection，SSI）是指术后30 d内发生在浅表切口、深部切口、器管/腔隙性感染，以及有植入物置留体内的手术1年内发生的与手术有关并涉及深层切口和器官或腔隙的感染，是外科手术常见并发症。手术感染控制是预防围术期感染发生及落实快速康复理念的重要工

表2-11　下肢深静脉血栓预防流程

项目	具体措施
术前	◆ 仰卧位时，将下肢垫高，利于下肢血液循环 ◆ 静脉留置时，避开皮肤破损与瘢痕处和静脉曲张患肢，排尽输液器内的空气，以免输入体内造成空气栓塞 ◆ 避免在同一部位、同一静脉反复穿刺 ◆ 无特殊情况不建议在下肢建立静脉留置针 ◆ 针头阻塞时勿强行挤压输液管
术中	◆ 密切观察患者出入量，出血多时及时补充血容量 ◆ 在不影响手术的情况下每隔 30 min 进行肌肉按摩 ◆ 弹力袜的使用 ◆ 间歇式充气压力仪的使用 ◆ 注意下肢保暖，防止寒冷刺激引起静脉痉挛及血液凝固发生血栓
术后	◆ 转运过程中注意保暖 ◆ 术后患者尽早下床活动是预防深静脉血栓最有效的措施

作之一。在手术感染防治过程中，良好有效的护理干预不仅起到预防手术感染的作用，而且可减少患者并发症的发生，为术后治疗及护理带来不可忽视的作用。ERAS术中感染预防，在常规管理的基础上，重点强调以下方面：

（1）术前做好充分准备：患者备皮、沐浴，消毒术区后戴手术帽。手术室术前30 min打开净化空调，确保空气净化效果合格。所有敷料器械必须符合标准。

（2）按照手术部管理规范及要求，严格限制手术间参观人员，并有效落实。

（3）手术间自净期间，限制手术人员出入。

（4）建立ERAS患者手术用物准备一览表，提前准备手术中所用物品，减少人员进出手术间次数，以保持手术间的空气洁净度。

（5）术前30 min预防性使用抗生素或出血量大于1 500 mL追加第二剂抗生素。

（6）术中冲洗液加温后用输液器接取，避免从瓶口倒取时引起污染，并且每500 mL冲洗液加入16万单位庆大霉素。

（7）防护帽的使用：必要时使用无菌防护帽将术者头颈部完全包裹起来，防止碎屑污染术区。

（8）植入物必须经过生物监测，合格后方可使用。

（9）使用抗菌可吸收缝线进行硬脑膜、帽状腱膜、肌肉及皮肤的缝合。

（10）做好术后包扎。

手术部位感染预防流程见表2-12。

表2-12　手术部位感染预防流程

项目	具体措施
术前	◆患者备皮、沐浴，消毒术区后戴手术帽子 ◆术前30 min打开净化空调 ◆手术所有敷料器械必须符合标准
术中	◆限制参观人数 ◆避免手术间门的频繁开关 ◆术前30 min或出血量大于1 500 mL预防性应用抗生素 ◆注意患者保暖 ◆输入液体及冲洗液加温 ◆500 mL冲洗液加入16万单位庆大霉素 ◆防护帽的使用：防止碎屑污染术区 ◆植入物的管理：植入物必须进行生物监测，合格后方可使用 ◆各项操作严格执行无菌技术标准 ◆可吸收抗菌缝线的使用
术后	◆做好患者伤口包扎 ◆严格与病房护士交接患者术中情况 ◆转运途中做好保暖

总之，神经外科加速康复手术护理理念是在传统手术护理的基础上进行了ERAS理念的优化，两者比较见下表2-13。

表2-13　传统手术护理与ERAS手术护理的区别

项目	传统护理	ERAS 护理
参加人员及流程	没有专门固定人员	成立 ERAS 手术配合团队并进行流程优化及培训
术前访视	护士告知术前注意事项，没有精细个性化评分及针对措施	利用术前 HAD 量表测试焦虑、抑郁的评分及等级，根据不同患者的具体情况实行个性化交谈，从而减轻患者的不良情绪，加速患者术后的康复
术中皮肤压创及肢体神经损伤的预防	使用体位垫进行受压部位的预防	◆ 根据术前"手术患者压创风险评估表"判断风险等级，提前做好皮肤压创及神经损伤的预防 ◆ 根据术中、术后压创风险评估，指导手术室护士与病房护士的交接，进一步做好术后压创及神经损伤的预防，体现了压创预防的连续性
术中低体温的预防	维持室温、术中加盖棉被	◆ 术中使用充气式加温毯为患者保暖 ◆ 静脉输血输液用"输液加温器"加温 ◆ 冲洗液用恒温箱加温
术中静脉炎的预防	严格执行"留置针操作"规范	在严格执行"留置针操作规范"的基础上重点做好如下方面 ◆ 定期对输液部位进行巡视 ◆ 在穿刺部位上方粘贴透明敷料

续表2-13

项目	传统护理	ERAS 护理
术中下肢静脉血栓的预防	抬高下肢	◆ 定期对肢体按摩 ◆ 弹力袜的使用 ◆ 使用间歇式充气压力仪
术中感染预防	根据无菌技术要求严格无菌操作	在无菌操作的基础上重点做好如下方面： ◆ 严格落实手术间参观人员及手术间自净时间的管理制度 ◆ 建立 ERAS 患者手术用物准备一览表，减少人员进出手术间次数 ◆ 使用防护帽 ◆ 使用抗菌缝线 ◆ 术中冲洗液用输液器接取，避免污染

第六节　术中ERAS管理

ERAS一定是建立在微创手术基础上的，也就是说，手术做好是ERAS的前提。相较于其他外科，神经外科手术风险更高，因此，ERAS在神经外科领域更要强调手术的重要性。神经外科ERAS在整合一系列围手术期治疗方法，对各个环节进行严格优化的同时，对神经外科医生也提出了更高的要求，整个ERAS架构的基础是一台准备充分且合理并达到预期效果的手术，这就需要神经外科医生在术前计划、术中实施以及术后患者恢复方面做到更好的优化。ERAS不是简单地追求手术操作快捷，而是应用现在临床上已成熟的理论与方法来减少手术创伤，减少不必要的医疗措施引起的应激反应，以达到患者术后快速康复、缩短住院时间、提升术后功能状态及主观感受的目标。

一、微创手术

似乎在ERAS优化措施中没有提到手术操作，但是精细微创的手术是ERAS真正的核心，是ERAS最为重要的前提。之所以没有提及具体手术操作是因为无论是否实施ERAS，医生都应无分别心，尽一切努力把手术做到最好、最微创。整体而言，微创理念、微创技术、减少出血、缩短手术时间，对加速康复都非常重要，都是必须强调的重要环节。这里必须纠正大众对微创的一个误解：小切口或无切口就是微创。其实对于神经外科而言，真正的微创并不是一味追求小切口，微创的重要性依次是脑功能、脑组织、脑血管、颅骨、头皮。当然切口越小越好，时间越短越好，但是必须有前提：保护好脑组织、全部切除肿瘤。微创是一种技术、更是一种理念，方寸之间显功夫，这是对每一个神经外科医生的要求，也是每一位神经外科医生毕生追求的。

ERAS微创手术理念包括够用且尽可能小的切口；减少出血；利用正常间隙显露肿瘤；瘤内减压后切除肿瘤；保护脑组织、血管，尤其静脉；彻底止血；严密缝合各层；可吸收材料的使用等。

二、切口管理

术前充分的头部清洁，根据病变手术需要，设计够用合理的手术切口，并进行沿术区更小的局部备皮。局部剃发不影响患者形象外貌，减轻患者心理负担，增强患者手术信心，有利于患者快速康复。

采取全身麻醉（全麻）加局部麻醉（局麻）的方式，切口局部麻醉可以减少全麻药的用量，使患者快速清醒，减少术后不良反应，同时采用长效局麻药物可使患者清醒后较长时间内无切口疼痛感受，有利于改善术后感受，减少疼痛应激。

具体措施：局部备皮，手术开始前采用罗哌卡因（0.2%）进行局部头皮切口浸润注射，手术时间超过3 h，术毕时再次给予罗哌卡因（0.2%）皮下局部麻醉（图2-18）。

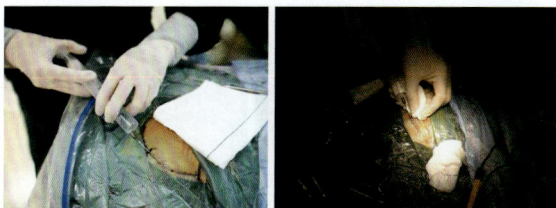

图2-18　局部麻醉浸润注射

三、优化缝合方式

在绝大多数患者和其亲属观念中，只有术后拆完线才算治疗告一段落，这常常会仅仅为了等待拆线而延长住院时间。对于国内神经外科，头皮缝合仍然基本采用传统经典的丝线缝合方式，而这种传统方式随着神经外科水平进步，开始显露其弊端，如缝合后瘢痕组织形成影响美观、皮下丝线头引起局部反应而导致感染等。可吸收缝合线应用于外科已有40多年历史，*Neurosurgery*报道的临床试验显示：帽状腱膜采用2-0 Vicryl Plus可吸收线间断缝合，皮内缝合采用3-0 Spiral连续缝合，效果良好。因不放置引流管，为避免伤口少量渗出液体，沿伤口纵行贴附无菌粘性绷带，并于术后第2天去除（图2-19）。同时有前瞻性比较研究证明了开颅手术后单独采用可吸收线行皮内缝合闭合皮肤效果和传统的尼龙线缝合类似，但避免了未来的拆线，同时美容效果更加突出。根据现代人对于手术效果要求不断的提高，对于切口美观效果的追求，采用可吸收抗菌缝线，进行皮肤的美容缝合，追求更好的伤口愈合效果，减少感染率和减少患者的术后伤口疼痛与不适，以及避免了拆除缝线或皮钉时的痛苦，减少患者住院时间，也避免了传统缝合线排异外露的可能（图2-20）。

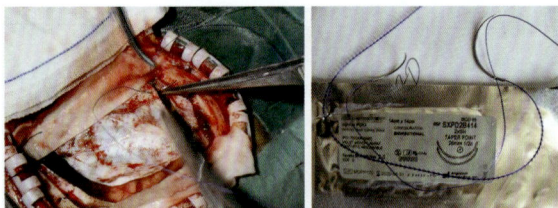

图2-19　可吸收线缝合

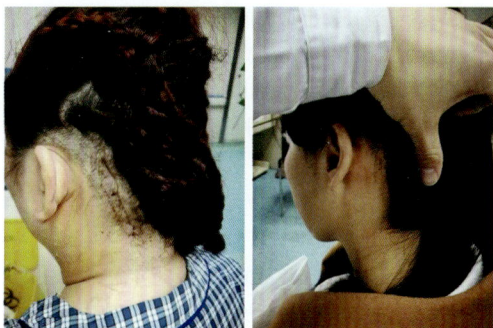

图2-20　术后效果

四、不常规放置引流管

神经外科引流管的放置，争论由来已久，以往神经外科手术中，传统认为开颅术后颅内残腔的渗液或渗血可使脑组织缺血、缺氧，加剧脑水肿。手术后放置引流管将上述渗出液引出，一方面有利于减少脑组织损害，另一方面也可以进一步减低颅内压，并且可以间接判断是否有术后再出血或颅内感染等并发症。有研究表明，常规颅脑手术后不放置引流管物不仅不会影响疗效和愈后，而且能减少拔管操作，减少相关并发症，尤其是减少逆行感染的风险，同时会增加患者的舒适感，利于头部早期活动，利于患者术后早期下床活动，减少了因疼痛引起的应激性反应，从而达到快速康复的目的。唐都医院神经外科在临床实践中也发现，常规颅脑手术后不放置引流物有助于达到快速康复的目的。另外，不放置引流物，也避免了因为脑脊液流失造成的低颅压不适。

唐都医院神经外科的ERAS方案中，常规不放置引流管，除非创面或皮瓣很大的情况下放置，并要在48 h内拔除。当然不放置引流管物也是有前提的：①术中止血彻底，无任何细小渗血，反复冲洗至清亮。②严密逐层缝合，尤其严密缝合硬脑膜，避免脑脊液渗出，影响组织愈合。③颅压不高，脑搏动良好，无明显的脑肿胀脑膨出等。而这也对神经外科手术提出了更高的要求。

五、抗生素管理

神经外科术后感染是个常见的问题。近年来，国家卫生健康委员会在全国范围内多次开展抗菌药物临床应用专项整治活动，强调要降低清洁手术围手术期预防性使用抗生素的比例和强度。大量的循证医学证据表明：预防性使用抗生素可显著降低神经外科清洁手术术后手术部位感染（SSI）的发生率。因此，美国医疗机构药师协会（ASHP）应用指南推荐神经外科清洁手术应预防性使用抗生素（A级推荐）。

唐都医院神经外科预防应用抗生素时的做法：

（1）给药的时机极为关键，应在切开皮肤（黏膜）前30 min（麻醉诱导时）开始给药，以保证在发生细菌污染之前血清及组织中的药物已达到有效浓度，最低抑制浓度（MIC）大于90。不应在病房给药而应在手术室给药。

（2）应静脉给药，30 min内滴完，不宜放在大瓶液体内缓慢滴入，否则达不到有效浓度。

（3）血清和组织内抗菌药物有效浓度必须能够覆盖手术全过程。常用的头孢菌素血清半衰期为1~2 h，因此，如手术延长在3 h以上，或失血量超过1 500 mL，应补充一个剂量的头孢菌素，必要时还可用第3次。如果选用半衰期长达7~8 h的头孢曲松，则无须追加剂量。

（4）抗生素一般应短程使用，择期手术结束后不必再用。若患者存在明显感染的高危因素，或应用人工植入物，或术前已发生细菌污染（如开放性创伤）时，可再用一次或数次抗生素至24 h，特殊情况可以延长到48 h。连续用药多日是没有必要的，并不能进一步降低SSI发生率。手术中发现已存在细菌性感染，手术后应继续用药直至感染消除。

六、预防应激性黏膜病变

应激性黏膜病变（stress related mucosal disease，SRMD），是指机体在严重创伤、复杂手术、危重疾病等严重应激状态下发生的急性消化道黏膜糜烂、溃疡、出血等病变，严重者可导致消化道穿孔使患者全身情况进一步恶化。预防SRMD将有助于提高外科患者围手术期安全性、缩短住院时间和降低医疗费用。在SRMD的高危因素中，神经外科常规手术一般属于复杂手术（手术时间常大于3 h），而且很多患者术前进行脱水治疗而引发灌注不足，有时使用糖皮质激素，这些危险因素的存在是进行预防干预的必要条件。

目前的预防多推荐质子泵抑制药（PPI）作为应激性溃疡预防首选药物。常规措施是术后给予PPI药物。考虑患者在禁食空腹、麻醉、术中出血多、低灌注、疼痛刺激等手术期间是发生SRMD最危险时间，所以唐都医院神经外科将预防措施前移，在麻醉后即给予PPI药物（艾司奥美拉唑注射液）进行预防，术后1 d因胃肠道功能可能尚未完全恢复，继续给予艾司奥美拉唑注射液40 mg，每日2次。

除了药物干预外，其他的预防措施还包括：①不完全禁食、禁水，术前2 h进食麦芽糊精果糖液；②术后早期进食，手术清醒后4 h开始进食营养液，缩短空腹时间；③微创手术，减少创伤及出血量，缩短手术时间；④术中对患者保温；⑤补充液体应平衡，容量充足，维持灌注；⑥术后镇痛、减少应激反应。这些措施均在预防应激性黏膜病变中发挥着重要作用，也是ERAS理念所倡导优化的内容。

第七节　术后ERAS管理

术后ERAS管理包括术后心理宣教及指导、疼痛管理、管道管理、早期进食、早期活动、液体管理等，是连接术前管理、手术与术后康复的桥梁。如果处理得当，能够使手术应激反应减轻到最小程度，缓解术后不适，减少并发症，有助于促进患者快速康复，缩短住院时间。

一、心理宣教及指导

根据患者术后的病情制定康复计划，详细收集患者术中和术后的信息，护理人员及时与主管医生沟通，便于制定合理、有效、可行的康复计划。医护协同给患者及其亲属进行心理疏导，保持良好的心态，强调快速康复阶段的重要性及优点，增强信心，促进早日康复，鼓励其早日回归社会。

二、管道管理

ERAS理念是选择性地应用各类导管，尽量减少使用或尽早拔除导管，这有助于降低感染等并发症风险，减少对术后活动造成的影响及患者术后康复的心理障碍。传统观念中，术后要常规放置引流管以防止积液、出血等并发症。近年来，有研究分析结果显示，引流管留置与否对患者术后并发症及结局并无影响，留置引流管可能影响患者术后早期下床活动，增加术后并发症并延长住院时间。

手术后，患者出手术室前即拔除气管插管再回到病房，这可以减轻患者和其亲属的紧张情绪。麻醉清醒后6 h内即拔除尿管，特殊情况不超过24 h，早期拔除尿管可以减轻患者的疼痛和尿路刺激所致的躁动，减少术后泌尿系统感染的风险，缩短住院时间。开颅术区不常规放置引流管，如放置引流管，须在48 h内拔除，减少了术后操作及感染的风险，也有利于患者早期下床活动。

三、早期进食

术后早期进食的作用不仅是单纯的经肠补充营养，更重要的是可以维护肠黏膜正常功能、促进患者胃肠蠕动、增强肠道黏膜的修复、改善患者免疫功能，进而提升全身营养状态，这在外科许多领域中都已得到证实，同时也是ERAS康复计划中一个重要的环节。ERAS方案强调，术后不再等待患者肠蠕动恢复后才开始进食，而是尽早开始正常食物摄入或肠内营养（图2-21）。早期进食能减轻患者的饥饿感，还可以刺激胃肠蠕动，促进患者肠道功能恢复，增强免疫功能，缩短住院时间。

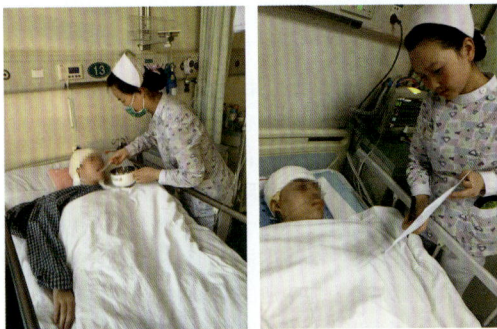

图2-21　早期进食

术后经医护人员评估，麻醉清醒后患者无恶心、呕吐等胃肠道反应即可开始少量饮水，术后4 h开始进流食，一般6 h后给予肠内营养液250 mL（由唐都医院营养科配制），并开始进食其他流食，12 h后给予肠内营养液500 mL，增加软食，24~48 h基本恢复正常饮食。进食的量、频次和种类视患者耐受情况而定，以患者没有腹胀、恶心和呕吐等不适为标准。

四、早期活动

术后许多患者因伤口疼痛、头晕等不适，或诸如手术后需要静养等错误的认识，不愿早期活动，更不敢下床运动，这样就容易造成一些术后并发症，从而影响患者的康复速度。早期活动能保持全身肌肉的正常张力，促进身体各个系统的新陈代谢及血液循环，促进组织损伤的再生、修复和功能重塑；可以减少肺部并发症、下肢静脉血栓形成等术后并发症；也可促进胃肠道功能恢复、增加身体协调能力和自理能力。而术后充分镇痛是促进患者早期下床活动的重要保障。实现早期下床活动应加强术前宣传教育、实行有效的疼痛评估及管理，以及早期拔除尿管和各种引流管。研究结果显示，术后早期下床活动与ERAS成功与否具有明显相关性。

术后ERAS患者每日活动计划（图2-22）：

（1）全麻清醒后指导患者床上进行肢体主动运动，如翻身1次/2 h、双下肢屈曲、伸直、抬臀、踝泵运动10个/次。

（2）活动监测及指导：术后第1天复查CT，经医护人员评估后，由责任组长指导患者下床活动，疼痛视觉模拟评分法（VAS）<3分、协助患者床上坐起3 min，床边站立3 min，如直立能耐受后协助走动。

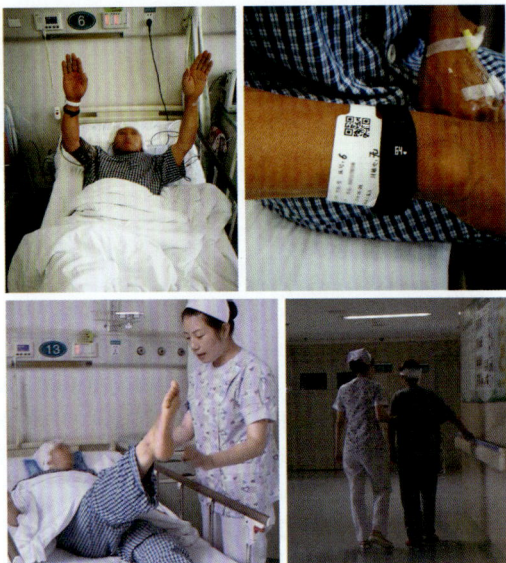

图2-22　术后运动与活动量的智能监测

（3）活动量由智能手环监测及量化，佩戴时间至术后第3天。术后活动第1天500步，活动次数每日2~3次；第2天1 000步，活动次数每日3~4次；第3天1 500步，活动次数每日4~5次。根据身体状况，活动时间及活动量可逐渐增加，活动时由护理人员和患者亲属监督并协助。

五、睡眠管理

失眠也是影响患者围手术期恢复主要的因素之一，可导致患者焦虑、精神委靡等，影响术后的康复计划。根据

WHO制定的国际疾病分类标准，按照失眠形成原因的不同分为境遇性失眠、慢性失眠、抑郁障碍性失眠、焦虑障碍性失眠、重性精神障碍性失眠等。失眠症状的改善可以明显缓解术后焦虑，改善精神状态，有利于早期下床活动及功能锻炼，提高患者舒适度及满意度，加快术后康复。

术后失眠目前还没有深入的研究报道，应该与患者对手术的恐惧心理有关，也与术后疼痛、呕吐、卧床不适等密切相关。所以，除了加强术后镇痛、预防呕吐、减少各种管道所引起的心理恐惧外，安静温馨的环境、柔软舒适的被盖也是需要注意的方面，同时加强患者心理的疏导，缓解因心理原因导致的失眠。评估患者失眠的类型，由智能手环监测患者的睡眠时间，必要时使用药物辅助睡眠。

六、癫痫预防

脑部手术患者中，甚至高达40%的患者出现癫痫发作。如何有效预防癫痫发生，将癫痫发作给患者带来的危害降到最低程度，是神经外科医生的重要责任，也是神经外科ERAS的重要组成部分。首先必须清醒的认识到最关键的一点：神经外科常规手术后癫痫的发生与手术操作密切相关。癫痫属于脑神经元过度放电，属于刺激性病变，脑出血、脑水肿、颅内感染往往是诱发癫痫的原因，所以说预防术后癫痫同样要强调手术的微创性。

神经外科ERAS严格按照《颅脑疾病手术后抗癫痫药物应用的专家共识》筛选癫痫易感者以及癫痫高风险手术，预防性给予抗癫痫药物。麻醉药物停止后可即刻给予抗癫痫药，首先应用静脉注射抗癫痫药物，恢复胃肠道进食后，改为口服抗癫痫药物，换药过程中有12~24 h的时间重叠，应注意药物过量及中毒问题，必要时进行血药浓度监测。

七、疼痛管理

术后疼痛（postoperative pain），是手术后即刻发生的急性疼痛，通常持续不超过7 d。它是机体受到手术（组织损伤）后的一种反应，包括生理、心理和行为上的一系列反应，属伤害性疼痛。疼痛不仅可以引起心情和行为上的不良影响，例如导致焦虑、恐惧、沮丧、不满、睡眠障碍；还产生诸如增加机体氧耗量、心脏负荷增加、血压增高、肺功能降低、肌肉张力增加、神经内分泌应激反应增强等不利于康复的问题；也可造成患者亲属恐慌，引发负面情绪和不安定因素。有效的镇痛措施，不但能减轻患者的痛苦，更有利于疾病的早期康复。

神经外科开颅术后疼痛常见，但不被人重视，可能由于一般认为开颅术后疼痛不严重，或者认为止痛是非必须的，而且止痛可能会掩盖颅内病情变化，因此忽视其诊疗。但是，近年来越来越多的研究表明，成人开颅术后疼痛发生率、严重程度是非常高的，并且没有得到足够的控制，有文献报道，开颅术后的24 h，有55%以上的患者经历中度-重度疼痛。疼痛是患者术后主要的应激因素之一，疼痛得不到缓解不仅增加患者的痛苦，而且会增加应激反应，影响早期下床活动和早期进食，还可能增加术区出血、肺部感染、深静脉血栓等并发症的发生率，导致延长住院时间，并增加医疗费用。

神经外科术后疼痛比较特别，除了切口疼痛外，脑水肿或脑出血等颅内压增高可以导致头痛，手术后脑脊液流失等原因造成的低颅压可以导致头痛，血性脑脊液刺激可以导致头痛，当然还有一些其他因素所致的头痛（比如包扎过紧）。首先必须准确判断患者头痛的原因，除了切口疼痛外，神经外科常规手术后最常见的头痛原因是低颅压，这就要求液体量要充足，适当的体位，而不是盲目给予脱水药物。颅内高压和血性脑脊液刺激所致头痛，多和手术操作相关，必须再次强调微创理念和微创手术的重要性，如果脑组织、脑血管、尤其是静脉保护非常到位、术区干净，那么术后使用脱水药物有百害而无一利。当然很多时候上述原因所致疼痛是和切口疼痛混合存在的，需要医生灵活掌握、密切观察、准确判断。

术后疼痛管理的目标有：①最大程度的镇痛；②最小的不良反应；③最佳的躯体和心理功能。术后无痛不仅可以改善患者感受、减少痛苦，而且可以减少疼痛应激反应。采取一系列针对性措施，规范化评估并缓解患者的疼痛是保证围手术期加速康复实施的关键。

首先由麻醉医生、外科医生、护士组成疼痛管理小组；第二、采取多模态术后镇痛方案，包括手术切口应用长效麻醉药物做局部浸润注射、术后镇痛泵（PCA）的使用（图2-23）、阶梯镇痛等药物治疗模式；第三、心理疏导，向患者讲解疼痛方面的知识，让患者对疼痛有基本的认识，并指导患者进行疼痛控制的方法，评估术后静息和运动时的

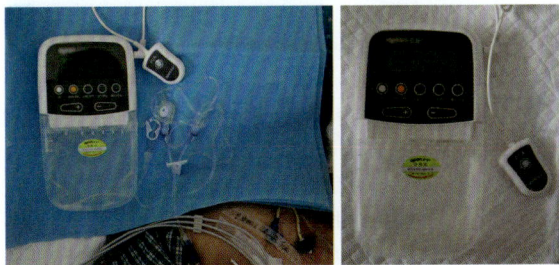

图2-23　术后使用镇痛泵

疼痛强度。只有运动时疼痛减轻才能保证患者术后功能的最大恢复，即真正的加速康复。另外要注意患者的年龄、性别、性格及文化背景，根据患者的不同情况选择适宜的评估工具。为了便于操作，一般患者采用视觉模拟评分法，此评分方法对于理解及表达能力差的患者更为适合。术后疼痛评估频率取决于是否存在疼痛、疼痛程度、病情变化、是否存在医疗操作等因素。手术当日及术后第1天，4 h评估一次；手术后第2天，8 h评估一次；手术后第3天，当疼痛评分≤3分时，每天评估2次至出院；当疼痛评分≥4分及<7分时，通知医生给予对症处理，30~60 min复评，然后8 h评估一次至出院；当疼痛评分>7分时通知医生给予对症处理，30~60 min复评，然后4 h评估一次至出院。

术后疼痛治疗效果的评估，应定期评价药物或治疗方法的疗效和不良反应，并据此做相应调整。简而言之，就是全程评估。在疼痛治疗结束后应由患者评估满意度。

八、容量管理

传统观念上，神经外科术中和术后的补液治疗常倾向于限制性补液，甚至在术前、术中和术后常规使用脱水药物，目的是避免脑组织水肿。但随着神经外科微创理念和技术的发展，常规脑肿瘤患者在术后发生严重脑水肿的情况越来越少见。因此，术后不需要常规限制补液，反而由于患者术中出血、脑脊液流失等因素，更容易导致患者术后循环容量不足。

在神经外科ERAS中，术前不完全禁食水、术中减少出血、术后早期进食水等措施的实施，减少了循环容量不足带来的风险。同时，术后早期进食水也极大减少了输液量。综合上述情况，容量充足、液体平衡，就是神经外科ERAS容量管理原则。

一般而言，ERAS患者手术结束后至术后1 d每日补液在2 000 mL左右，从术后2 d逐渐减少补液量，静脉补液量控制在1 000 mL左右，同时鼓励患者早期进食，补充身体需要的能量，保障了胃肠功能的正常运行。第3天即可停止输液，液体输入量的减少也降低了输液反应的发生率（详见第三章）。

九、术后呕吐管理

神经外科ERAS在术前采用成人PONV简易风险评分表（见附录2——成人PONV简易风险评分表）进行PONV风险评估，评分≥3分，术后直接给予预防性防止呕吐治疗，此措施可以降低术后发生呕吐的概率。

术后3 d内，采用视觉模拟评分法（VAS），常规对患者进行恶心模拟评分，评分≥5分时，即给予药物预防呕吐发生。若术后患者发生呕吐，立即给予药物进行治疗（详见第二章第九节）。

第八节 术后疼痛管理

拒绝疼痛是ERAS极其重要的理念，术后镇痛是降低术后并发症、提升患者手术体验、提高患者满意度的重要环节。所以如何让患者不感受到疼痛，或者让患者能耐受疼痛是ERAS的标准要求，这是我们必须重视的问题。很多经验性学者认为开颅术后患者对疼痛是不敏感的，因为脑组织内没有痛觉感受器、对疼痛不敏感，硬脑膜痛觉感受器少，对疼痛也不敏感。而且传统观点认为止痛可能会掩盖颅内病情的变化，不建议术后额外给予镇痛措施。所以神经外科开颅术后疼痛管理常被人忽视。但是越来越多的研究表明，成人开颅术后疼痛发生率、严重程度是非常高的，有研究甚至报道55%~60%以上的开颅患者疼痛程度能达到中度-重度，女性患者疼痛发生率高于男性，尤其是年轻女性，老年患者对疼痛耐受性更好些。开颅术后疼痛最常见的时间主要集中在术后24~48 h，疼痛性质多为重击样、搏动性疼痛，类似于紧张性疼痛，很少呈持续性疼痛，患者多描述为切口部位疼痛同时混合有紧张性头痛。大多数患者描述疼痛来源于躯体表面而非内脏，因此疼痛来源于肌肉等软组织，而非脑组织。体位、头架、头位引起颈部肌肉的牵拉、术后脑脊液漏、脑膜刺激等均是引起疼痛的原因。因此幕下开颅手术患者的疼痛发生率要高于幕上开颅手术患者。同时有研究报道，56%的幕上手术患者疼痛可持续2个月，而且其中有一半患者伴有神经症状，同时，术后对切口采用长效局麻药的应用可降低疼痛发生率。术后疼痛管理不佳常常导致临床不良事件发生：如疼痛可以刺激交感神经兴奋，导致血压升高、颅内压增高，增加继发颅内出血风险，增加医/护人员工作强度、延长住院时间、降低医疗质量、增加住院费用，影响临床转归。而过度的镇痛伴随的镇静，可能会掩盖颅内病情的变化及神经损伤的观察，过度的镇静镇痛也会导致呼吸抑制、高碳酸血症，从而增加颅内压。因此开颅术后疼痛管理缺乏标准的指南或共识。多模式镇痛可能会是开颅术后控制疼痛有效方式。多模式镇痛是目前围期镇痛常用概念，其中患者自控镇痛（PCA）是管理患者围手术期疼痛最重要的一环。

神经外科开颅术后疼痛有其特殊性，引发疼痛的因素众多，包括血性脑脊液刺激，脑水肿、脑出血导致的颅内压增高、术中脑脊液流失导致颅内压降低、切口疼痛，当然还有一些其他因素所致的头痛（比如头部包扎过紧）。由此可以看出，术后疼痛与手术本身密切相关，术腔止血彻底、冲洗液清亮，可以减少血性脑脊液刺激所致的疼痛；手术微创精细，保护好正常的血管和脑组织，尤其是静脉保护非常到位，可降低术后脑水肿的可能，从而减少因颅内压增高所致的疼痛；术腔灌满0.9%氯化钠注射溶液、硬脑膜严密缝合、不放置引流、不用脱水药物、容量充足，这些措施可以减少因颅内压低所致的疼痛，同时也减少了因颅内压低所致术后呕吐的发生概率。上述术后疼痛多与手术操作相关，必须再次强调微创理念和微创手术的重要性。ERAS措施中更加侧重于切口疼痛管理，当然，很多时候疼痛是多因素混合存在的，需要医生灵活掌握、准确判断。

迄今为止，尚无任何一种药物能有效地制止重度疼痛又不产生不良反应。所以临床常常采取作用机制不同的镇痛药物或不同的镇痛方法联合使用。由于作用机制互补，镇痛作用协同，同时减小每种药物的剂量，不良反应相应降低，从而达到最大的效应/不良反应比，这种多模式镇痛

（multinodal analgesia）成为目前最常见的术后镇痛方式。

镇痛方法的联合应用主要指切口局部麻药浸润注射、区域阻滞或神经干阻滞与全身性镇痛药联合应用。镇痛药物的联合应用主要包括：①阿片类药物或曲马多与对乙酰氨基酚联合；②对乙酰氨基酚和非甾体类抗炎药（NSAIDs）联合；③阿片类或曲马多与NSAIDs联合等等。

一、局部麻醉

神经阻滞，颅顶部局部阻滞神经包括眶上神经、滑车上神经、颧颞神经、耳颞神经、耳大神经、枕小神经、枕大神经等。局部神经阻滞不影响术后神经功能评估，不影响其他运动或感觉障碍，降低术后止痛药物的应用频率，延长术后至第一次止痛药物应用时间。0.75%罗哌卡因已被明确证明能显著降低开颅术后疼痛。切口局部浸润麻醉对术后疼痛缓解作用有限，但可以降低术后疼痛强度。同时可以降低术后慢性疼痛发生率，其原因是浸润麻醉是减轻切口炎性的神经病理的基础。在切皮前、关颅后应用布比卡因和肾上腺素能显著减轻术后短时疼痛。而且局部麻醉能减少上固定头架、切皮时全麻药物的用量，减少全麻药物的不良反应。推荐固定头架时利多卡因局部浸润麻醉，体位固定后，根据切口范围，切皮前利多卡因或罗哌卡因局部浸润麻醉，皮肤缝合后罗哌卡因局部神经阻滞。

二、常见止痛药物：

（一）非甾体类抗炎药

非甾体类抗炎药（NSAIDs）有对乙酰氨基酚、双氯芬酸钠、布洛芬等药物，NSAIDs是常见有效治疗头痛药物，可有效地减少疼痛以及降低术后吗啡用量的25%~50%，并能减少阿片类药物不良反应。在神经外科，非甾体抗炎药的使用受到限制多由于其抗血小板聚集作用，可能导致继发颅内出血可能。也有相关文献报道：对比扑热息痛、吗啡和舒芬太尼后得出结论，扑热息痛止痛效果较阿片类药物明显差，鉴于其止痛效果和抗血小板作用，因此其不作为开颅术后疼痛控制首选。

（二）COX- 2 抑制药

COX- 2抑制药包括塞来昔布等药物在骨科、妇产科、口腔科等科室已经广泛应用，止痛效果得到认可。塞来昔布为选择性COX-2抑制药，能选择性抑制环氧合酶-2（COX-2），而无COX-1抑制作用，通过抑制外周COX-2表达，减少前列腺素的合成，从而发挥镇痛抗炎的作用。同时可以抑制中枢COX-2的表达，抑制中枢前列腺素的合成，从而抑制痛觉超敏，发挥双重镇痛作用。这类药物没有阿片类药物呼吸抑制、恶心呕吐等反应，没有抗血小板作用，不会有出血相关的并发症，但是有此类药物增加心肌梗死风险相关的数据，同时非甾体类抗炎药"天花板效应"，也是我们选择这类药物时需要综合评估的。

（三）弱阿片类药物

弱阿片类药物包括羟考酮、曲马多、可待因等药物。
（1）羟考酮：为半合成阿片类药物，阿片受体激动剂。口服吸收快，1小时可达最大效应，镇痛效力中等。
（2）曲马多：也是一种阿片类镇痛药，是弱 μ 受体激动剂，并能抑制去甲肾上腺素和5-羟色胺的再摄取，具体作用机制尚不完全清楚。其在骨科、妇产科、心胸外科应用多年，但不常用应用于神经外科，因为其弱阿片受体作用，可能导致头晕、恶心呕吐等不良反应，有研究表明其恶心呕吐发生率较吗啡明显高。

（3）可待因：由吗啡的酚基甲基化而合成，性质同吗啡相似，但镇痛效果较吗啡差，对呼吸抑制有"天花板效应"，同时对瞳孔反射影响较吗啡弱，是可待因在镇痛方面具有优势的地方，但是其恶心呕吐等不良反应较吗啡高是其缺点。

现在临床中也可见非甾体类抗炎药与弱阿片类镇痛药复合制剂，如氨酚羟考酮为复方制剂，其含有盐酸羟考酮5 mg和对乙酰氨基酚325 mg，能降低非甾体类抗炎药用量，降低其抗血小板作用，含有羟考酮成分，能达到治疗中度-重度疼痛。对于开颅术后疼痛轻中度患者，早期无明显胃肠道反应可考虑应用弱阿片类药物与非甾体类抗炎药复合制剂。

（四）阿片类药物

阿片类药物通过刺激中枢及周围神经系统中的 μ、γ，σ 阿片受体达到止痛作用，其不良反应可能会出现相应受体刺激后出现的呼吸抑制、瞳孔缩小、恶心呕吐、便秘以及其成瘾性。

（1）吗啡：是术后镇痛药物应用最为广泛的阿片类药物。其常见不良反应是：呼吸抑制、瞳孔缩小、恶心呕吐、便秘以及其成瘾性。在现在大量文献的报道其在开颅术后应用是安全的，其应用途径包括肌内注射和静脉注射（微量泵、止痛泵）。现在大量新药的止痛效果参照产品基本上是吗啡，足以证明其在止痛领域的地位。哌替啶因其代谢产物具有毒性作用及不良反应，现已很少被应用。

（2）芬太尼：是一种分子结构与吗啡类似的人工合成

阿片类止痛药物，其作用迅速、维持时间短，镇痛作用较吗啡强60~80倍，成瘾性却比吗啡小，呼吸抑制较吗啡小，但快速静脉注射易产生呼吸抑制，有临床试验已经证明芬太尼通过静脉途径患者自控镇痛泵IV-PCA（intravenous patient control analgesia）镇痛效果更佳。

（3）舒芬太尼：主要作用于μ阿片受体，较芬太尼更易通过血脑屏障，镇痛强度较芬太尼更强，持续时间更长，其多与其他药物合用，因为其可导致疼痛过敏。瑞芬太尼起效更快，维持时间短，属于短效类药物，其镇痛强度与不良反应呈明显剂量依赖性。

（4）地佐辛：是κ受体激动药，也是μ受体拮抗药，5~10 mg的镇痛效力相当于哌替啶50~100 mg，成瘾性低，起效快，同时呼吸抑制作用比吗啡明显低，作用机制上更适用于开颅手术后镇痛。

（五）肾上腺素受体激动药

盐酸右美托咪啶是α2-肾上腺素受体激动药，通过抑制去甲肾上腺素的释放，终止疼痛信号的传导，同时具有镇静，其不良反应可引起血压降低及心率下降。

（六）其他止痛药

其他常见止痛药物包括加巴喷丁、地塞米松等也是常见可选择药物。

三、给药途径

对于给药途径的选择，尤其是阿片类药物非常重要，现在常用的有静脉注射、肌内注射等途径，更多的文献报道通过静脉途径患者自控镇痛泵（IV-PCA），镇痛效果更好，用药量更少。IV-PCA是患者通过自动输注装置自主控制镇痛药用量的镇痛方法。多次少量定时给药使其维持在理想的血药浓度并使药物不良反应减到最小。对于耐受阿片药物的患者，大多数装置可以通过设定程序给予持续、稳定的背景输注给药，以满足背景需要。如患者背景需要量不能满足可以通过自控键补充给药；自控键有时间限制，锁定时间内反复按键无效，防止短时间大量阿片药物进入体内产生呼吸抑制等威胁生命的不良反应。

PCA的镇痛效果以是否达到最大镇痛作用、最小不良反应来评定。包括：VAS评分0~1，镇静评分0~1，无明显运动阻滞；不良反应轻微或缺如，PCA有效按压/总按压比值接近1，没有采用其他镇痛药物，患者满意度高。

常见阿片类药物PCA方案见表2-14。

表2-14　常用PCA药物推荐方案

药物	负荷（滴定）剂量／次	单次注射剂量	锁定时间（min）	持续输注
吗啡	1~3 mg	1~2 mg	10~15	0~1 mg/h
芬太尼	10~30 μg	10~30 μg	5~10	0~10 μg/h
舒芬太尼	1~3 μg	2~4 μg	5~10	1~2 μg/h
羟考酮	1~3 mg	1~2 mg	5~10	0~1 mg/h
曲马多	1.5~3 mg/kg，术毕前30 min给予	20~30 mg	6~10	10~15 mg/h
地佐辛	2~5 mg	1~3 mg	10~15 min	30~50 mg/48 h
氟比洛芬酯	25~75 mg	50 mg	—	200~250 mg/24 h

注：上述所有负荷量均应缓慢（1 min以上）注入
中华医学会麻醉学分会.成人手术后疼痛处理专家共识[J].临床麻醉学杂志,2017,33(9):911-917

四、多模式镇痛

唐都医院神经外科的ERAS镇痛方案：多模式镇痛。

（一）局部麻醉

我们推荐固定头架时，采用利多卡因或罗哌卡因做切口局部浸润麻醉，体位固定后，根据切口范围，切皮前0.2%罗哌卡因切口局部浸润麻醉，手术时间超过3 h，皮肤缝合时再次给予罗哌卡因进行切口局部浸润注射。

（二）术后 PCA 自控镇痛

PCA药物的选择根据习惯和对药物的熟悉程度选择。唐都医院神经外科多选择舒芬太尼联合地佐辛通过静脉途径患者自控镇痛泵（IV-PCA），镇痛效果好，呼吸抑制小。镇痛药：舒芬太尼80~120 μg和/或地佐辛10 mg+0.9%氯化钠注射液100 mL，维持2.0~2.5 mL/h，可同时加入止吐药托烷司琼10~15 mg，按键有效时间15 min。

（三）阶梯镇痛

在没有使用PCA的患者、或者PCA撤除后发生的疼痛，对患者疼痛进行VAS评估分级，根据疼痛程度确定镇痛药物的选择。一阶是指1~4级轻度疼痛，给予非甾类抗炎药（如塞来昔布）加辅助止痛药；二阶为5~6级中度疼痛，给予弱阿片类加非甾类抗炎药和辅助止痛药；三阶为7~10级重度疼痛，给予阿片类加非甾类抗炎药和辅助止痛药。同时应遵循无创给药、个体化用药的原则，密切观察和评估患者应用止痛药后的反应，以达到控制疼痛且不良反应最小的目标。

总之，开颅术后疼痛及时评估并给予相应的止痛措施，能降低患者术后疼痛反应，并能预防因疼痛导致的相关并发症，加速患者康复，减少患者住院时间。尽管越来越多的文献报道开颅术后各种形式的疼痛控制，但是现在仍缺乏统一的共识。开颅术后更准确的疼痛评估，多模式镇痛仍然是进一步摸索的方向。

第九节 术后呕吐管理

术后呕吐（postoperative nausea and vomiting，PONV）是外科手术，尤其是神经外科开颅手术后常见并发症，术后24 h内恶心呕吐的发生率可达60%。PONV不仅能增加患者的不适感，而且可能引发更为严重的后果，包括诱发颅内出血、误吸性肺炎、水电解质紊乱、营养不足、切口裂开感染等，延长住院时间和增加医疗费用。ERAS理念在于前期用药物预防术后呕吐，减少呕吐相关并发症的发生，从而加快患者的术后康复。

一、术后呕吐的生理机制

管理术后PONV的前提，需要了解恶心呕吐的生理机制。恶心和呕吐是两种不同生理反应机制。恶心是神经传入纤维刺激大脑导致的主观感受，严重的恶心可以引起呕吐反应，但是并不是所有的恶心感受都可以导致呕吐。目前，恶心呕吐神经生物学研究尚缺乏能替代人类的动物模型。因此，人类呕吐中枢神经元的具体位置尚不完全清楚。但根据现有的研究结果，延髓外侧网状结构被证明是产生呕吐的重要位置。此处接受许多化学感受器触发脑区、前庭器官、小脑、孤束核以及更高级的皮质中枢的神经纤维。2013年Napadow等学者使用功能性磁共振成像（functional magnetic resonance imaging，fMRI）研究人类的恶心神经反应，发现在出现恶心反应之前背侧脑桥（臂旁核）、杏仁核、壳核已被激动。脑桥背侧是后脑催吐中枢与前脑区域的中继，接受孤束核的感觉输入，因此尤为重要。在恶心的持续过程中，岛叶皮质、扣带回、前额叶眶面、前额叶也参与其中。

与呕吐相关的神经通路和神经靶点：① μ 受体。阿片类药物有致吐和止吐的双重作用，低剂量有致吐作用，但是高剂量则有止吐作用，这可能是由于刺激被血脑屏障分开的不同呕吐神经环路位点产生的。高浓度或脂溶性好的阿片类药物（如芬太尼）可以透过血脑屏障，作用于 μ 受体（如孤束核里的 μ 受体），从而产生止吐作用。低浓度或者脂溶性差的阿片类药物作用于极后区的 μ 受体产生致吐作用。② 5-HT_3 受体、D_2 受体、NK_1 受体、H_1 受体和 $M_{3/5}$ 受体。改变这些受体的活性和控制其功能已被广泛用于防治PONV的发生，如 5-HT_3 受体拮抗药已被广泛用于预防围术期的恶心呕吐和与化学治疗相关的恶心呕吐。③孤束核。前庭核、极后区、胃肠道迷走传入神经束这3个感受器受到刺激后将神经冲动传入到孤束核，孤束核传出通路到脑干基底部产生呕吐反射，传到中脑和前脑产生恶心的感觉，所以孤束核中有恶心呕吐相关的神经靶点。④胃肠道迷走神经。胃肠道炎性反应时局部释放P物质、5-HT_3 和其他介质，胃肠道迷走神经接受这些刺激后，神经冲动传入孤束核从而引起恶心呕吐。⑤前脑：呕吐也可以经若干条从前脑发出的下行通路而产生，这些前脑区域（如包含杏仁体的额叶、岛叶皮质等）可能参与精神相关的呕吐反射。

二、开颅术后呕吐的危害

术后呕吐（PONV）会对患者的主观幸福感和满意度产生负面影响，严重时会引起患者焦虑和睡眠质量下降。同时也会延长患者的住院时间，从而增加住院费用。尽管PONV引起严重并发症的风险相对较小，但依然受到许多国内外学者的关注。根据近年来的病案报道和小样本病案分析，表2-15总结出了术后呕吐和干呕可以导致的各种并发症。

表2-15　术后PONV导致的并发症

咽喉炎
食管破裂（Boerhaave's syndrome）
Mallory-Weiss综合征
皮下气肿
腹部缝合破裂
眼内出血进入玻璃体
代谢性碱中毒
低钠血症
低血容量症（儿童）
颅压升高
呼吸道梗阻
误吸
心肌缺血

　　术后呕吐可以导致颅内压升高，从而增加开颅术后颅内出血的风险，虽然目前尚没有呕吐或干呕诱发颅内出血的直接证据，但这种合理性推断已得到许多学者的认可。呕吐或干呕会伴随交感神经兴奋，动脉血压升高，使患者术后血压难以控制。患者呕吐时腹内压和胸内压会急剧升高，同时也会导致血压进一步升高。呕吐时患者腹内压可达100 mmHg以上。产生呕吐和干呕的主要生理机制包括腹肌和膈肌的收缩。不同的是，患者干呕时腹部肌肉和膈肌是同步收缩的。而呕吐时食管周围的膈肌是处于松弛状态的，这样胃内容物会在高腹压下进入食管，并排出体外。在开颅术后，如果患者意识障碍或者吞咽反射减弱，呕吐导致误吸的风险会增加。因此，呕吐的预防用药，减少呕吐的发生是降低术后误吸风险的关键。

三、PONV 的刺激因素

（一）吸入性麻醉药物和阿片类药物

根据许多临床试验研究，导致PONV的主要原因包括吸入性麻醉药物和阿片类药物的使用。图2-24描述了吸入性麻醉药物和阿片类药物的使用诱发PONV的神经通路。

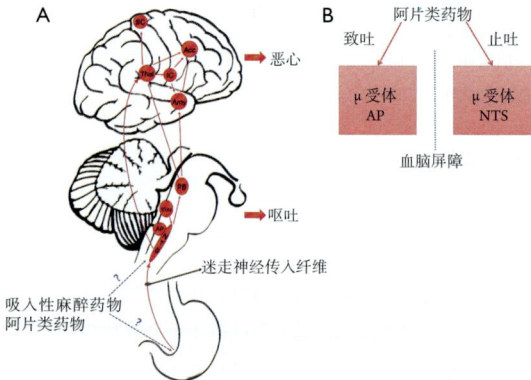

图2-24　吸入性麻醉药、阿片类药诱发PONV的神经通路

（A）三条感觉通路会刺激产生呕吐反射，包括前庭神经核（Vnu），极后区（AP），和来自胃肠道的迷走神经传入纤维（GI vagal afferent fibers）。来自这些区域的传入纤维会投射到孤束核（NTS），孤束核的传出纤维可投射至脑干相关区域产生呕吐反射，也可投射至中脑和前脑产生恶心感觉。阿片类药物可以直接作用于脑干相关区域，也可以作用于迷走神经传入纤维，从而影响胃肠蠕动。吸入性麻醉药物可以激动外周或中枢神经区域的5-HT3信号通路，产生恶心呕吐。与恶心感觉相关的神经通路包括臂旁核（PB），丘脑（Thal），杏仁核（Amy），岛叶皮质（IC），前扣带回（ACC），躯体感觉或内脏感觉皮质（SC）。（B）与PONV相关的神经药物学靶点。阿片类药物有致吐和止吐的双重作用，低剂量有致吐作用，但是高剂量则有止吐作用，这可能是由于刺激被血脑屏障分开的不同的呕吐神经环路位点产生的。高浓度或脂溶性好的阿片类药物（如芬太尼）可以透过血脑屏障，作用于μ受体（如孤束核里的μ受体），从而产生止吐作用。低浓度或者脂溶性差的阿片类药物作用于极后区的μ受体产生致吐作用。其他抗吐的靶点包括5-HT3受体（AP、NTS、GI vagal afferent fibers）、D2受体（AP）、NK1受体（NTS）、H1和M3/5受体（Vnu）

吸入麻醉药（例如七氟烷和异氟烷）已被认为是引起PONV的重要因素，暴露于吸入麻醉药的时间越长，越易发生PONV。这些药物会增加术后2 h的PONV发生率。一氧化二氮的使用同样也会增加PONV风险。有研究表明静脉注射异丙酚替代吸入性麻醉药物的使用可以降低发生PONV的风险，丙泊酚可能有抗吐特性。但是由于吸入麻醉药物在给药途径方面的优势，目前仍然在临床上广泛使用。

在围手术期，阿片类药物是被广泛使用的止痛药物。吗啡和芬太尼是公认的可以诱发恶心呕吐的阿片类药物。术中短暂的使用阿片类药物不会持续增加PONV的发生率，但在术后使用阿片类药物止痛可以长期增加PONV的风险，也会增加患者出院后PONV的风险。

（二）手术的创伤和炎症

手术会引起组织创伤和炎性反应。许多手术被证明会增加患者PONV的风险，包括胆囊切除术、腹腔镜手术、开颅手术、妇科和耳鼻喉科手术。腹部手术能引起胃肠道炎性反应，导致局部释放P物质、5-HT$_3$或其他介质，作用于传入神经的信号系统。有研究结果表明，术后肠梗阻和肠道炎性反应的发生可引起PONV和出院后恶心呕吐（postdischarge nausea and vomiting，PDNV）。用于控制PONV的止吐药往往具有抗炎作用，如地塞米松、5-HT$_3$受体拮抗药、神经激肽1（NK1）受体拮抗药等。手术时间的延长是PONV的一个独立危险因素。有研究结果显示，手术时间延长30 min，PONV风险由10%上升至16%。在颅脑手术中，术后24 h PONV的发生率为40%~80%。相对于幕上手术患者，有些学者认为幕下的后颅窝手术患者具有更高的PONV风险。这可能与手术部位更接近呕吐中枢有关，手术创伤导致的炎症反应更容易刺激呕吐中枢产生呕吐反应。但也有学者提出，颅脑手术的位置与PONV的发生率并无相关。

四、PONV 的危险因素

1993年，Palazzo和Evans对预测患者术后发生PONV的危险因素进行了研究，并首次提出了危险因素评分量表。这项研究对147名患者潜在的PONV危险因素进行记录，并对这些因素的预测价值进行了回顾性的logistic回归分析。随后的几年里，许多学者对PONV危险因素评分量表进行了多次改良。但是，大部分预测模型在临床上应用效果不佳。其中有两种简易评分方法在临床科室广泛应用。这两种简易评分量表可以对患者发生PONV风险进行简单的预测性评估。具体方法是将患者存在的风险因子个数进行总计，并转化成该患者可能出现PONV的概率。表2-16详细阐述了这两种评分量表。表2-17描述了拥有0~4/5个危险因素的患者对应发生PONV的概率。

表2-16　两种量表中预测术后恶心呕吐（PONV）的危险因素

量表	危险因素
Apfel等，1999	女性
	有PONV史或者晕动症史
	非吸烟者
	术后使用阿片类药物
Koivuranta等，1997	女性
	有PONV史
	有晕动症
	非吸烟者
	手术时间> 60 min

表2-17　拥有不同数量危险因素的患者发生PONV的比率

量表	匹配的危险因素数量	发病比率
Apfel等，1999		
	0	10%
	1	20%
	2	40%
	3	60%
	4	80%
Koivuranta等，1997		
	0	18%
	1	20%
	2	40%
	3	55%
	4	75%
	5	90%

　　这两种量表已经在各种手术的术后调查和临床研究中得到验证。大量研究结果证明这两种评分量表适用于预测患者的PONV发生率。这种量表强调手术的种类对PONV的发生率无相关。如果PONV会对患者产生危害，那么术前有必要对该患者PONV风险进行预测，这样可以有针对性的对高风险患者进行用药预防。唐都医院神经外科的ERAS方案采用Apfel评分量表筛选出PONV高风险患者，并在术中预防性的使用托烷司琼，以减少PONV的发生风险。

五、常见止吐药物

　　根据抗呕吐药的作用部位可将抗呕吐药物分为：①作用

在大脑皮质：例如苯二氮䓬类药物；②作用在化学触发带：例如吩噻嗪类（氯丙嗪、异丙嗪和丙氯拉嗪）药物、多巴胺受体拮抗药（氟哌利多和氟哌啶）、5-HT₃受体拮抗药（昂丹司琼、格拉司琼、托烷司琼、阿扎司琼、多拉司琼和帕洛司琼）、NK-1受体拮抗药（阿瑞匹坦）、苯甲酰胺类、大麻类；③作用在呕吐中枢：例如抗组胺药（苯甲嗪和羟嗪）、抗胆碱药（东莨菪碱）；④作用在内脏传入神经：例如5-HT₃受体拮抗药、苯甲酰类（甲氧氯普胺）；⑤其他抗呕吐药：皮质激素类（地塞米松、甲基泼尼龙）。

（1）抗组胺药：组胺受体可分为H1、H2和H3三种类型。H1受体与过敏、炎性反应相关，H2受体与胃酸分泌相关，H3受体与组胺释放有关。H1受体拮抗药可以用于PONV的防治。但是其抗胆碱能的不良反应限制了在临床上的广泛应用。此类药物会引起困倦、尿潴留、口干、视力模糊。苯海拉明的推荐剂量是1 mg/kg，静脉注射。

（2）抗胆碱药：抗胆碱药作用机制是抑制毒蕈碱样胆碱能受体，并抑制乙酰胆碱能受体，并抑制乙酰胆碱释放。该类药物可阻滞前庭的冲动传入，主要用于治疗运动病、眩晕、病毒性内耳炎、梅尼埃病和肿瘤所致的恶心呕吐。主要使用东莨菪碱贴剂预防PONV。由于该药物半衰期短，因此是唯一一种可以做成贴片的止吐剂，常在术前使用。该贴片可以在72 h内向体内传输1.5 mg的东莨菪碱。有研究证明东莨菪碱贴片可以有效降低PONV风险。不良反应是口干和视力模糊。因此患者使用时应该注意避免直接或间接性的接触眼睛。

（3）多巴胺受体拮抗药：多巴胺受体（包括D2和

D3）被认为是在恶心呕吐机制中扮演重要角色。因此，D2和D3受体的拮抗药可以起到止吐作用。常用的多巴胺受体拮抗药是氟哌利多。氟哌利多是选择性的D2受体拮抗药，D2受体在AP脑区含量丰富。有研究证明，氟哌利多在预防PONV的功效上与昂丹司琼和地塞米松的作用相同。最新的荟萃分析结果证明，低剂量的氟哌利多（≤1 mg）可以有效的预防PONV，并且不同剂量（0.25 mg、0.625 mg、1 mg、1.25 mg）之间的抗吐效应没有统计学差异。在不良反应方面，氟哌利多可以导致患者烦躁。但是氟哌利多最常见的不良反应是导致QT间期延长和难治性的室性心律失常。因此美国FDA将氟哌利多的这种不良反应列为重点警告，并将该药列为二线用药。但是最近研究表明低剂量的氟哌利多用于PONV的预防时，不会增加心律失常和心源性死亡的风险。低剂量的氟哌利多预防PONV很可能是安全的。

（4）皮质激素类药：最常用于止吐的皮质激素是地塞米松。1990年，Mataruski等最早发现地塞米松有止吐作用。在最近20年里，许多研究证明地塞米松可以减少25%的PONV发生率。同时还发现，当地塞米松联合其他止吐药使用，控制PONV的效果更好。但是地塞米松的抗呕吐机制仍不清楚。最新研究提出可能与其抗炎作用有关。地塞米松预防PONV的常用剂量为4 mg或10 mg。SAMBA（Society for Ambulatory Anesthesia）指南推荐使用4 mg地塞米松预防PONV。该剂量被证明可以有效预防PONV，并且不良反应较少。由于地塞米松发挥作用需一段时间，应在手术开始时给药。关于地塞米松的不良反应包括术后高血糖和伤口感染。

（5）5-HT$_3$受体拮抗药：5-HT$_3$受体拮抗药是目前最常用的围手术期止吐药物，可以用于PONV的预防和治疗。5-HT$_3$受体90%存在于消化道（肠黏膜下和肠嗜铬细胞），1%~2%存在于中枢化学感受器触发带。该类药物可以抑制肠道迷走神经传入纤维和AP脑区的5-HT$_3$受体。最常用的5-HT$_3$受体拮抗药是昂丹司琼，常用剂量为4 mg。有荟萃分析表明1 mg、4 mg、8 mg的昂丹司琼在治疗PONV的效果上无差异。也有研究证明预防性的使用昂丹司琼可以减少25%的PONV发生率。化疗和术后导致的呕吐与胃肠道黏膜下5-HT$_3$激活有关。建议使用5-HT$_3$受体拮抗药预防PONV，特别是高危患者的预防。研究表明，同类药物（包括托烷司琼、雷莫司琼）治疗效果和安全性在PONV的预防中并无差别。有研究表明低剂量格拉司琼（0.1 mg）联合8 mg地塞米松和昂丹司琼4 mg联合地塞米松8 mg均能有效地预防疝手术后的恶心呕吐。在气管导管拔管后2 h可以有效预防94%~97%的患者出现恶心呕吐。在术后24 h内能有效预防83%~87%的患者出现恶心呕吐。

昂丹司琼治疗PONV的推荐剂量是4 mg，其不良反应为：头痛（5%~27%），腹泻（<1%~16%），便秘（<1%~9%），发热（1%~8%），不适或疲乏（0%~13%），肝脏转氨酶增高（1%~5%）。

托烷司琼阻断5-HT$_3$受体，该药结构主环是接近5-HT$_3$，更具特异性。本药半衰期长（8~12 h，昂丹司琼3 h，格拉司琼3.1~5.9 h），有口服制剂。

帕洛诺司琼是第二代高选择性、高亲和性5-HT$_3$受体拮抗药，半衰期长达40 h。和第一代5-HT$_3$受体拮抗药相比，帕洛诺司琼的结构类似于5-HT$_3$，更易于5-HT$_3$受体结合。研究表明，0.075 mg帕洛诺司琼可有效预防术后24 h内PONV的发生，其效应与4 mg昂丹司琼相似。主要经CYP2D6酶代谢，临床剂量不受年龄、肝肾功能影响，对QT间期无明显影响。

（6）NK-1受体拮抗药：NK-1受体拮抗药是新型的止吐药，常用于化疗导致的恶心呕吐。该类药物主要作用于NTS脑区和网状结构，这些脑区富含NK-1受体，并参与呕吐反射。NK-1受体拮抗药的止吐作用较强，抗恶心作用相对较弱。阿瑞匹坦是最常用的NK-1受体拮抗药。阿瑞匹坦对NK-1受体具有选择性和高亲和性，对NK-2和NK-3受体亲和性很低。对多巴胺受体和5-HT$_3$受体亲和性也很低。通过与NK-1受体结合来阻滞P物质的作用而发挥止吐作用。术前1~3 h口服40 mg阿瑞匹坦能有效预防术后48 h内PONV的发生。

（7）苯甲酰胺类：甲氧氯普胺有中枢和外周多巴胺受体拮抗作用，也有抗血清素作用，加速胃排空，抑制胃的松弛并抑制呕吐中枢化学触发带，最常用于胃动力药和作为抗肿瘤化疗相关呕吐的辅助治疗用药。常规剂量10 mg并未被证明有预防PONV作用。一组大样本研究表明，甲氧氯普胺25 mg或50 mg与地塞米松8 mg联合用药对PONV的预防效果优于单用地塞米松8 mg，而如此大剂量的甲氧氯普胺明显增加锥体外系统的并发症。

六、ERAS 恶心呕吐管理

唐都医院神经外科ERAS课题组在制订PONV管理建议时

考虑了以下因素：患者PONV的风险水平；PONV可能导致的潜在并发症；各种止吐药物的疗效；止吐药物导致的不良反应；止吐治疗需要的费用；PONV导致的医疗费用的增加。

预防性PONV治疗并不适用于所有患者。高度PONV风险的患者最有可能从预防性PONV治疗中获益。因此，筛选此类患者至关重要。

患者相关危险因素包括女性、有PONV或晕动症病史、不吸烟、阿片类药物的使用。麻醉相关危险因素包括术中应用挥发性麻醉药、术中和术后应用阿片类药物、使用一氧化氮（俗称笑气）。手术因素涉及手术种类和手术持续时间。进行长时间手术或神经外科手术的患者出现PONV的风险较高。ERAS筛选PONV高风险人群采用Apfel风险评分，3分以上的患者被认为是高风险人群。

对于高风险人群需要采用PONV预防性止吐治疗。如果低PONV风险的患者也常规采用预防性止吐治疗，可能使患者出现不必要的潜在不良反应。对止吐治疗的风险-效益评估日益谨慎。高度PONV风险的患者最有可能从预防性治疗中获益。除非呕吐可导致严重医疗后果，否则低风险患者不需要进行预防性治疗。PONV高风险的患者可在手术后拔除气管插管前，给于托烷司琼（2 mg）预防PONV。

术后患者可进行恶心VAS评分，VAS≥5分的患者给于托烷司琼（2~5 mg）预防呕吐。用药后再次行恶心VAS评分，如果单独使用托烷司琼效果不理想，可联用氟哌利多（0.625~1.25 mg）或者地塞米松（2~5 mg）预防呕吐，减轻恶心症状。患者术后出现呕吐时，应立即给于托烷司琼

（2~5 mg），如果患者单独使用托烷司琼效果不理想，可联用氟哌利多（0.625~1.25 mg）或者地塞米松（2~5 mg）控制呕吐（表2-18）。

表2-18　神经外科ERAS恶心呕吐管理流程

阶段	项目	内容	操作流程及医嘱
术前	进行PONV（术后恶心呕吐）风险评分	根据PONV简易风险评估量表，评估术后呕吐风险，≥3分提醒麻醉医师给予预防呕吐治疗，术后给予预防性防止呕吐治疗	拔除气管插管前给予托烷司琼（2 mg）
术后	恶心、呕吐处理	1.进行恶心VAS评分：≥5分时用药干预。 2.出现呕吐时：用药干预	VAS评分≥5：给予托烷司琼2 mg静滴。如果效果欠佳，联用氟哌利多（0.625~1.25 mg）或者地塞米松（2~5 mg）预防呕吐 出现呕吐时：给予托烷司琼2 mg静脉滴注。如果效果欠佳，联用氟哌利多（0.625~1.25 mg）或者地塞米松（2-5 mg）控制呕吐

第十节　容量管理

在术后加速康复理念中，液体管理非常重要，在很大程度上影响着手术患者的康复。液体治疗的目的是通过优化循环容量以改善组织灌注，应使患者的血容量和心血管功能相匹配，避免容量不足及容量过负荷。优化的液体管理应贯穿于整个围术期，才会发挥其应有的良好效果。

在外科手术容量管理方面，自由式补液和限制性液体治疗之间的争议由来已久。传统的液体治疗模式中，第三间隙丢失量被认为是液体治疗极其重要的一个部分。因此，临床形成了所谓"自由式补液"模式，以期充分满足机体循环容量的需求。然而，后续诸多研究显示，此类开放式液体治疗模式，容易导致组织水肿的发生，损害组织氧合，影响心、肺及胃肠道功能。进而，有学者提出了"限制性液体治疗"模式，否定手术中"第三间隙丢失"的存在，以生理需要和围术期显性丢失作为液体输入的依据。但限制性补液治疗与容量不足之间的平衡很难把握，过于严苛的液体输入，无法满足实际的容量需求，甚至会导致循环容量的不足和组织灌注障碍，也是临床不良预后的重要原因之一。

目标导向液体治疗（goal-directed fluid therapy，GDFT）是目前公认较为科学的围术期容量管理方法，也是ERAS的重要组成部分。GDFT是基于个体化容量状况与液体需求实施液体治疗的策略，其核心是使用循环容量特异而且敏感的监测指标，连续、瞬时了解机体容量状况，并依此指导液体输入。对于行机械通气的患者，可应用动态性血流动力学参数，如每搏量变异（SVV）和动脉脉压变异（PPV）等，确定机体的液体反应性或容量状况。

以往神经外科后的补液治疗常倾向于限制性补液，甚至使用脱水药物，目的是避免脑组织过度水肿，促进患者神经功能恢复。但随着神经外科微创技术的发展，以及术中对神经血管保护理念的提升、技术的提高，常规手术患者在术后发生严重脑水肿并发症已经越来越少见。因此术后不需要常规限制性补充液体，反而由于患者术中出血、脑脊液的释放及创伤性神经内分泌异常等因素，导致患者术后循环血容量不足、脑组织及其他脏器灌注不足。推荐通过GDFT来指导神经外科术中的补液。目前在颅脑肿瘤手术中，中心静脉压（central venous pressure，CVP）的测量仍为常规监测。但是，CVP并不能精确评价患者的容量状态，因此指导液体治疗时常效果不佳。另外，肺动脉楔入压(pulmonary arterial wedge pressure，PAWP)可用于评估患者容量是否充足，但是此项检测需要放置肺动脉导管。GDFF是围手术期液体管理的新方法，与CVP指导补液相比，应用功能性血流动力学指标指导液体输注更为可靠。已有研究证实GDFT在择期颅脑肿瘤切除术中能及时、有效地调整血容量至最佳状态，保证血流动力学稳定而不增加脑水肿风险。与传统经典液体治疗相比，每博变异（SVV）指导的GDFT能够优化心脏前负荷，提供相对更平稳的血流动力学变化，改善微循环，保证脑灌注而不增加颅内压。

胃肠功能障碍是神经外科患者术后常见的并发症，低血容量或内脏器官灌注不足也是可能原因之一。SVV指导的GDFT可以有效降低术后胃肠功能障碍的发生率，降低术后恶心呕吐的程度。患者术后恶心呕吐程度轻，有利于术后早期进食，促进胃肠功能恢复，增强免疫功能，减少输液量，从而更加有利于提高患者早期下床活动的依从性，促进患者更快地康复。

神经外科ERAS液体管理方案的具体措施包括：①术前不灌肠、一般不使用脱水药物，以避免造成容量不足及电解质紊乱。②缩短术前禁饮时间，在术前2 h鼓励患者饮用含糖类（碳水化合物）的饮品。③术中液体管理：a. 中小手术可遵循"标准方案"（生理需要量+术前液体丧失量+液体再分布量+麻醉后血管扩张）补充平衡晶体液；b. 复杂性手术实施个体化的目标导向液体治疗，针对个体的实际需求，根据监测指标进行个体化的液体输入，避免液体超负荷及液体不充分对机体造成的不良影响；c. 术中补液首选平衡盐晶体溶液。④术后早期开始少量口服清流质，促进肠道功能的恢复等。⑤术后根据进食水情况逐渐减少输液量，正常进食水后停止输液治疗。⑥其他相关措施还包括不放置引流，避免脑脊液流失，微创手术，减少出血，保护脑组织及血管，避免脑水肿，不使用脱水药等等。

总之，ERAS中液体治疗是极其重要的一项内容，贯穿于术前、术中及术后围手术期全过程。术前避免容量不足、术中采用容量敏感指标的目标导向个体化施治、以及术后早期饮水进食、尽量缩短静脉输液时间，均是ERAS中液体治疗的重要步骤，缺一不可。

第十一节　出院评估及随访

一、出院评估

虽然缩短患者住院时间是目前作为ERAS实施效果的一个重要评价指标，但是ERAS的根本目的是为了让患者从手术创伤中最快速的康复和提高舒适感受。缩短住院时间只是ERAS自然而然带来的必然好处，而不是我们追求的首要目标，更不应该为了缩短住院时间，将不符合出院标准的患者赶出院。患者是否出院必须严格按照出院标准执行，并且在出院前须再次进行KPS评分、焦虑抑郁量表（HAD）评分、营养状态、满意度调查等评估。同时做好再入院应急预案，开通再入院绿色通道，统计再入院或再手术率。

出院标准：①意识清楚；②生命体征平稳；③伤口愈合良好；④无需补液治疗，能正常饮食；⑤无疼痛或能够通过口服药物满意地控制疼痛；⑥影像学复查允许出院。

二、随访

出院后进行严密随访，通过微信、电话或门诊复查，评估患者恢复情况，指导患者伤口换药，及根据病理结果，制订下一步抗肿瘤治疗计划等。随访时长为1个月。第1次随访在出院后1周，第2次随访在出院后2周，第3次随访在出院后1个月。

第三章 神经外科ERAS流程

第一节 神经外科ERAS医生流程

神经外科ERAS是多科协作，各个学科均制定了各自较为完整的规范化流程，从患者入院到入院术前，到术前准备日，到手术当日，再到术后、出院、随访及特殊情况处理等各环节，各学科都有章可循，做到规范化、标准化。神经外科医生的规范化流程详见表3-1。

表3-1 神经外科ERAS医生规范流程

阶段	项目	内容	操作流程及医嘱
入院	评估入组	根据纳入标准，确定入组患者，通知病房护理组及营养科	签署参加ERAS知情同意书
入院至术前	评估患者功能状态	KPS评分，SF-12评分	评分并记录
	记录有无癫痫		
	术前疼痛强度评估	疼痛VAS评分	阶梯镇痛

续表3-1

阶段	项目	内容	操作流程及医嘱
	评估记录焦虑、抑郁评分	HAD量表	
	营养	根据营养科会诊结果，给予或无需营养治疗	填写记录表中NRS2002，营养状态评估、SGA评分，按营养科会诊结果下达营养治疗医嘱
	评价及预防性抗血栓治疗	根据VTECaprini风险评估量表，≥3分，和Autar DVT风险量表见附录2——AutarDVT风险评估量表，≥11分，开始预防性抗血栓治疗	健康教育，嘱患者下肢主动被动屈曲活动/下地活动（能下地时）；下肢穿弹力袜；下达双下肢气压泵治疗医嘱，每日2次
	进行PONV（术后恶心呕吐）风险评分	根据《PONV简易风险评估量表》（见附录2）PONV简易风险评分表，评估术后呕吐风险，≥3分提醒麻醉医师给予预防呕吐治疗，术后给予预防性止吐治疗（见术后处理）	对照组只需记录，不需预防性呕吐处理

续表3-1

阶段	项目	内容	操作流程及医嘱
术前准备日	术前肠道干预	根据排便情况（长期便秘史或≥2 d未排大便），给予开塞露诱导	开塞露医嘱
	切口备皮方式确定	原则：尽量减少头皮剃刮范围	备皮至切口周围2 cm，靠近备皮缘编辫，洗必泰清洗头发
	口腔准备	漱口液滴鼻液	入院开始口腔鼻腔清洁，使用漱口液和滴鼻液
	术前禁食水处理	术前2 h口服麦芽糊精果糖溶液（第一台晨起400 mL，接台患者晨起400 mL，接手术前200 mL）	开具麦芽糊精果糖溶液处方，术前服用营养液
	血糖监测	术前空腹和接入手术室前监测血糖	手术当日晨起喝第一口营养液或糖水前和临接入手术室之前各测一次血糖，并记录

续表3-1

阶段	项目	内容	操作流程及医嘱
手术当日	术后营养	通知营养科手术预计结束时间，以便营养科送术后营养液	
	术前切口麻醉	罗哌卡因（0.2%）	术前给予皮下局部麻醉
	术毕切口麻醉	罗哌卡因（0.2%）	手术时间超过3 h，术毕时再次给予
	缝合	硬膜、皮下组织及切口均采用可吸收缝线缝合	皮肤采用皮内缝合方式，无需拆线
	引流管放置	除特殊情况外，不放置引流管	如放置引流管，在48 h内拔除
	抗菌素使用	严格按照抗生素预防标准执行	
术后	术后饮食	清醒后4 h进水，6~12 h进半量营养液，12~24 h流食加进半量营养液，24~48 h进普通饮食	手术当日补250~500 mL营养液，术后1 d补500~1 000 mL营养液+普通饮食

续表3-1

阶段	项目	内容	操作流程及医嘱
	疼痛处理	评估疼痛部位、性质、评分（疼痛VAS评分标准见附录2——疼痛VAS评分标准），并给予镇痛泵或阶梯镇痛措施，至4分以下停药	评分4~6分，给予非甾体类止痛药物 评分7分以上、非甾体类止痛药物无效，加用中枢性止痛药物
	呼吸道管理	给予静脉（下床活动前）及雾化药物（手术结束后当日至适时）	静脉给药：0.9%氯化钠注射溶液100 mL+盐酸氨溴索注射液15 mg，bid[1] 雾化：布地奈德1~2 mg/次，tid；N-乙酰半胱氨酸0.3 g/次，bid
	消化道系统管理	粘膜防护（手术当日至术后2 d）	艾司奥美拉唑注射液40 mg，bid

---

[1]常用医嘱缩写：qd，每天1次；bid，每天2次；tid，每天3次。

续表3-1

阶段	项目	内容	操作流程及医嘱
	恶心、呕吐处理	预防：根据PONV简易风险评估量表，评估术后呕吐风险，≥3分，术后给予预防性防止呕吐治疗。干预：对于出现PONV的患者根据PONV VAS评分，≥5分，术后进行干预治疗。一旦出现呕吐，立即给药治疗	术后预防PONV给予盐酸脱烷司琼0.5 mg静脉滴注。干预：对于未进行PONV预防的患者以及应用托烷司琼预防后6 h以上出现PONV≥5分的患者，仍给予托烷司琼0.5 mg静滴治疗。对于给予托烷司琼预防（6 h内出现PONV）和治疗无效的患者，给予其它药物治疗，如例如氟哌利多或异丙嗪
	癫痫预防	按照《颅脑疾病手术后抗癫痫药物应用的专家共识》筛选患者并给予抗癫痫药物。手术结束后当日开始	首先应用静脉注射抗癫痫药物，恢复胃肠道进食后，改为口服抗癫痫药物，预防性应用抗癫痫药物需达到治疗剂量，必要时进行血药浓度监测

续表3-1

阶段	项目	内容	操作流程及医嘱
	每日液体量	手术结束后当日至术后第1天补液2 000 mL左右，从术后第2天逐渐减少补液量，静脉补液量控制在1 000 mL左右	
	影像学复查	术后第1天复查头颅CT并记录复查结果（必要时3 d内复查MRI）	
	预防性抗血栓治疗	手术结束后当日开始至正常下地活动	嘱患者下肢主动被动屈曲活动/下地活动（能下地时）；下肢穿弹力袜；下达双下肢气压泵治疗医嘱，bid（能自由下地活动时不需要弹力袜、气压泵）
	下床活动	清醒后6 h床上运动；24 h下床活动	
	换药	在术后2 d进行换药（拔除引流管），观察切口愈合情况	

续表3-1

阶段	项目	内容	操作流程及医嘱
出院	出院时，各项状态评估，满意度调查，记录相关数据	评估切口愈合情况、生活质量评估、营养状况评估、精神状态评分，满意度测评。记录住院费用及天数等	
随访	评估生活质量	第1周、第2周、1个月随访KPS评分并记录	
特殊情况	患者如发生对本研究有影响的特殊情况，请记录于"ERAS记录单特殊情况记录栏"		

第二节　神经外科ERAS护理流程

神经外科ERAS中，专科护理工作尤为重要，术前和术后护理工作也涉及诸多细节，必须有规范化的流程便于执行。神经外科护理的规范化流程详见表3-2。

表3-2　神经外科ERAS护理规范流程

阶段	项目	护理流程
入院	入院评估	评估生命体征、意识、瞳孔，精神状态、饮食、过敏史、各类风险（脱管、压创、跌倒、坠床）
	ERAS健康宣教	入院宣教介绍病房环境和相关制度，告知主管医生、责任护士，建立加速康复记录单，个体化宣教通过口头或书面形式向患者及家属介绍围手术期加速康复的理念，取得患者及家属的信任和配合，便于术后加速康复顺利实施
术前管理	术前评估及干预	
	肺功能评估	①包括肺功能测试、心肺功能运动试验；②指导患者戒烟2周，教会患者深呼吸运动，每天若干次；③肺功能锻炼：练习吹气球，每日2~3次，15~20分钟/次；爬楼梯3~4层/次，每日2~3次，或者选择扩胸运动；④口鼻腔清洁：三餐后及睡前刷牙漱口，术前喝完麦芽糊精果糖饮品后再次漱口；⑤药物干预：盐酸氨溴索注射液静脉滴注或N-乙酰半胱氨酸溶液雾化吸入，布地奈德和/或SABA（硫酸特布他林、沙丁胺醇）或SAMA（异丙托溴铵溶液），雾化吸入

续表3-2

阶段	项目	护理流程
	深静脉血栓评估	①AutarDVT风险评估量表进行评估；②根据评分分值，对于中、高危患者术前开始预防性抗血栓治疗；③除药物外，每天加强肢体功能运动，下肢主动、被动运动，术日床上练习踝泵运动（每次5~10 min、每日5~8次），联合机械措施（间歇性气压泵）等
	术后PONV评估	①术后恶心呕吐（PONV）评估，术前呕吐风险≥3分，提醒麻醉医师术中注意麻醉药物的选择，尽量减少阿片类药物的用量。②术后对患者进行PONV VAS评分，评分≥5分，给予药物治疗
	营养风险筛查评估	①NRS2002营养风险筛查评分≥3分表示患者存在营养风险，营养科制定营养方案，改善营养状况；②NRS2002评分<3分暂无营养风险，指导患者高蛋白、高热量、易消化半流质饮食，禁食刺激辛辣食物
	床上大小便训练	①术前反复训练床上排尿，使用专用便器，平卧或半卧床上，通过让患者听流水声，或按摩、热敷患者下腹部诱导其排尿；②练习排便时，将大便器放在臀下，嘱患者使用腹部肌肉力量进行排便
	肠道准备	术前评估患者排便情况，对2 d以上未排大便者，采用开塞露纳肛诱导等方法，尽可能让患者术前1 d或手术当日排便一次
	皮肤准备	①患者在术前1 d洗澡；②头部皮肤准备：局部剃发，将切口处两侧2 cm范围的头发剃净；③用温水清洗其余头发，最好选用温和的洗发水，然后用0.5%醋酸氯已定溶液浸泡头发，电吹风吹干；④将切口两边头发分组梳理成小辫，使头发齐整以免手术中进入术野；⑤术区皮肤碘伏消毒，最后佩戴一次性无菌帽

续表3-2

阶段	项目	护理流程
	禁食及口服溶液	禁固体食物6 h，术前2 h口服麦芽糊精果糖饮品400 mL，并在口服前监测空腹血糖，然后入室再次监测血糖值变化，糖尿病患者可用白开水代替
术后管理	心理宣教及指导	给患者及家属进行心理疏导，缓解术后焦虑，保持良好的心态 强调快速康复阶段的重要性及优点，增强信心，促进早日康复，鼓励其早日回归社会
	疼痛管理	①由麻醉医生、外科医生、护士组成疼痛管理小组；②加强心理疏导，消除紧张情绪；③严格执行疼痛VAS评估频率，评估疼痛部位、性质、程度；④根据具体病情，给予对症处理
	管道管理	①术后患者出室前已拔除气管插管；②麻醉清醒后6 h拔除导尿管，特殊情况不超过24 h；③开颅术区不常规放置引流管，如放置引流管，在48 h内拔除
	早期进食	①术后经医护评估，麻醉清醒后患者无恶心、呕吐等胃肠道反应即可开始少量饮水；②术后4 h开始进清质流食，一般6~24 h后给予肠内营养液250 mL，并开始进食其他流食；③12~48 h后给予肠内营养液500 mL，增加软食，48 h后基本恢复正常饮食；④进食的量、频次和种类视患者耐受情况而定，以患者没有腹胀、恶心和呕吐等不适为标准

续表3-2

阶段	项目	护理流程
	早期活动	术后ERAS患者每日活动计划：①全麻清醒后指导患者床上进行肢体主动运动，如翻身1次/2 h、双下肢屈曲、伸直、抬臀、踝泵运动10个/次；②活动监测及指导：术后1 d，医师评估，复查CT后，由责任组长指导下床活动，疼痛VAS<3分、协助患者床上坐起3 min，床边站立3 min，无直立不耐受后协助活动；③活动量由智能手环监测及量化，佩戴时间至术后3 d。术后活动第1天500步，活动次数2~3次/日、第2天1 000步，活动次数3~4次/日，第3天1 500步，活动次数4~5次/日；④根据身体状况情况，活动时间及活动量可逐渐增加，活动时由护理人员监督并协助
	睡眠管理	加强患者心理的疏导，缓解因心理原因导致的失眠。评估患者失眠的类型，必要时，使用药物辅助
	早期停止输液	①手术结束后至术后1 d每日补液在2 000 mL左右；②术后2 d逐渐减少补液量，静脉补液量控制在1 000 mL左右；③同时鼓励患者早期进食，补充身体所需的能量；④术后3 d停止输液
术后并发症预防		
	肺部感染	①出室前拔管：Steward评分>4分；②出室未拔除气管插管者，全麻清醒后拔除气管插管，鼓励并协助患者尽早进行深呼吸及有效咳嗽、咳痰，保持呼吸道通畅；③口腔护理bid、餐后漱口，保持口腔清洁；④下床活动前，布地奈德雾化吸入bid、盐酸氨溴酸bid静脉滴注
	深静脉血栓	①术后动态评估患者的VTE风险；②手术当天至下床活动前给予下肢主动被动屈曲活动、间歇性充气压泵治疗bid

续表3-2

阶段	项目	护理流程
	应激性黏膜病变	①术后麻醉清醒后无恶心、呕吐即开始少量饮水；②术前2 h不完全禁食水；③对具有危险因素的患者采用PPI预防SRMD的发生，麻醉后艾司奥美拉唑注射液40 mg静脉滴注，术后2 d艾司奥美拉唑注射液40 mg静脉滴注 bid
出院标准及随访	出院标准及宣教	①出院标准：患者认知功能状态恢复好，体温正常，切口愈合良好，无需补液治疗能正常饮食，无疼痛或能够通过口服药物满意地控制疼痛，影像学检查无脑水肿、术野无出血；②出院前加强医患良好的沟通，发放ERAS患者健康教育指导手册，包括饮食方案、在家期间会出现的症状、问题及解决方法，并给予个体化指导方案，交代出院后病情，嘱出现异常情况及时联系医生
	随访	①加强患者出院后的随访和监测，通过微信、电话或门诊复查指导；②一般出院后1~3 d主管医生进行电话随访及指导，7~10 d门诊随访；③制定应急预案，病区预留有急诊收治床位，对出院后有病情变化需再次返院治疗的患者开通绿色通道，及时收治入院治疗

第三节　神经外科ERAS麻醉流程

麻醉是能够保证手术顺利完成的重要环节，是ERAS能否成功的关键因素。关于神经外科ERAS的麻醉流程涉及到术前准备日、手术当日及手术次日三个阶段，具体流程细节见表3-3。

表3-3　神经外科ERAS麻醉流程

阶段	项目	流程
术前准备日	术前评估	全面的病史采集
		和患者仔细交谈
		详细的体格检查
		气道评估
		心肺功能评估
		麻醉风险评估(ASA分级)
		了解手术方案并制定相应的麻醉计划
		签署知情同意书
	优化	对贫血的原因进行评估并进行相应的治疗，Hb≥100 g/L
		控制高血压，SBP≤160 mmHg，DBP≤95 mmHg
		控制高血糖，空腹血糖≤8 mmol/L
		停用阿司匹林/华法林1周，血栓高危患者可使用普通肝素或LMWH替代。监测INR和APTT，必要时输注血浆制品改善凝血
		术前疼痛评估，对难以忍受的疼痛建议镇痛治疗

续表3-3

阶段	项目	流程
	宣教	可能采取的麻醉方式
		麻醉中可能出现的相关并发症及解决方案
		术后的镇痛策略
		康复各阶段可能出现的问题及应对策略
		围手术期患者和家属需要配合的事项
手术当日	术前禁食水	术前6 h禁食固体饮食，手术2 h前饮用5% 葡萄糖注射液250 mL或营养液，术前2 h内禁食水
	麻醉准备	患者入室后建立静脉通路，持续监护HR、ECG、有创动脉压、SpO_2、体温、动脉血气、麻醉深度监测，心排监测（Flotrac），肌松监测。应用气压泵抗下肢血栓
	麻醉前用药	东莨菪碱0.3 mg、地塞米松10 mg、托烷司琼3 mg、兰索拉唑30 mg
	麻醉方法	头皮局麻：手术开始2 mg/mL罗哌卡因头皮浸润麻醉
		麻醉诱导：2%利多卡因1 mL、咪达唑仑2 mg、丙泊酚2 mg/kg、顺阿曲库铵0.15 mg/kg、芬太尼0.002 mg/kg。诱导后5 min测血气
		麻醉维持：丙泊酚4~10 mg/kg/h或七氟烷吸入，复合瑞芬太尼0.05~0.2 μg/kg/min泵注，必要时间断追加顺阿曲库铵

续表3-3

阶段	项目	流程
	术中监测	术中维持脑电深度40~60，MAP不低于基础20%，SpO$_2$>90%，SVV<13%，PaCO$_2$≈35 mmHg，一个小时测血气一次
	液体管理	根据SVV监测容量，避免液体过量。必要时使用升压药纠正低血压，维持血流动力学稳定，Hb≤80 g/L输注红细胞
	血糖控制	术中测血糖，必要时使用胰岛素控制血糖在正常范围
	术中保温	术中使用加温毯，保持核心温度36℃~37℃
	麻醉结束	缝完头皮后停药，诱导呼吸。Steward苏醒标准>4分，达到拔管指征拔除气管导管，送返病房 拔管指征： ①PaO$_2$或SpO$_2$正常；②自主呼吸，呼吸频率<30次/min，潮气量>300 mL；③意识复苏，可以合作和保护气道；④肌力基本完全复苏；⑤血流动力学稳定
	术后镇痛	手术超过3 h，缝合头皮时再次给予罗哌卡因局麻 安装镇痛泵
手术次日	术后随访	了解患者康复情况及麻醉相关并发症，提出治疗建议

第四节　神经外科ERAS手术护理流程

完美的手术是ERAS的核心，所以围手术期的手术护理是ERAS不可或缺的重要组成部分，神经外科ERAS手术护理过程涉及诸多细节，详见表3-4。

表3-4　神经外科ERAS手术护理规范流程

阶段	项目	内容	操作流程
术前 1 d	查阅病历	有无手术史、过敏史 术前准备确认项目：各项检查报告（重点查看血糖、出凝血系列、传染病史）、心电图检查、交叉配血、手术同意书签字、输血同意书签字、影像资料等。	术前1 d，巡回护士到病房进行术前访视
	与主管医生沟通	手术体位、手术入路、特殊用物、预计手术时间、医生对手术的关注点	与医生沟通后，提前准备体位安置用物及手术特殊用物
	与患者沟通	术前宣教：介绍手术室环境及手术流程、术前注意事项	了解患者的基本情况，制定相应的护理措施
	评估患者	意识状态、心理状态、精神状态、营养状态、自理能力、沟通能力、皮肤情况、血管情况、有无月经（女性）、假牙、管道及手术部位标识。 重点评估手术患者压创风险	填写《手术患者压创风险评估表》见附件，评分≥13分，需填写《压创病例报告表》

续表3-4

阶段	项目	内容	操作流程
	个性化护理	紧张、焦虑：①主动安慰患者。②询问睡眠质量，必要时术前晚遵医嘱使用镇静药。③介绍成功病例以减少顾虑。④介绍医疗技术成熟，护理服务规范，请患者放心。担心术中疼痛：①各类穿刺前做解释、鼓励工作。②介绍麻醉方式，消除患者对疼痛的顾虑	针对评估结果进行针对性的心理疏导
手术当日	接手术患者	三方核查：①患者身份：姓名、ID号、床号、年龄。②禁饮食情况：术前2-8小时口服营养液或5%葡萄糖，糖尿病患者采用清水。③手术部位标识情况：标识正确、清楚，按要求进行皮肤准备（备皮至切口周围2cm，靠近备皮缘编发辫，洗必泰清洗头发）。④患者清洁度检查：修剪指甲、无涂抹指甲油，皮肤清洁完好、无污垢。⑤患者各管路检查：妥善固定、标识清楚。⑥患者佩戴饰品检查：不能佩戴任何金属饰品及其他贵重饰品。⑦患者携带用物：病历、影像资料、抗生素等术中用药、特殊用物准备	手术室人员到病房与责任护士、主管医生共同核对患者后，在主管医生陪同下接患者入手术室

续表3-4

阶段	项目	内容	操作流程
	入手术室	①控制手术室温湿度：室温保持22℃～25℃，患者是老人或小孩，室温调至24℃～26℃，相对湿度为40%-60%。②三方核查：患者身份、手术方式、手术部位与标识、手术知情同意、麻醉知情同意、麻醉方式、麻醉设备安全检查、皮肤是否完整、术野皮肤准备、静脉通道建立、过敏史、抗菌药物皮试结果、术前备血、影像学资料、假体、体内植入物。③心理护理：安慰患者，缓解其紧张情绪。④无菌导尿：全身麻醉诱导后进行操作。⑤体位安置：选择合适的护理用具（凝胶减压垫、泡沫敷贴、赛肤润）。仰卧位时，稍将下肢垫高。⑥预防性使用抗菌素：在切开皮肤(黏膜)前30 min(麻醉诱导时)开始给药	①在麻醉医生主持下，巡回护士、主管医生、麻醉医生三方共同查对。②协助麻醉医生进行麻醉。③主管医生开留置导尿及术中用药医嘱，巡回护士执行，洗手护士查对。④巡回护士、主管医生、麻醉医生三方共同搬运患者，安置体位
	手术开始	①三方核查：患者身份、手术方式、手术部位与标识、手术麻醉风险预警、手术医生陈述（预计手术时间、预计失血量、手术关注点）、麻醉医生陈述（麻醉关注点）、手术护士陈述（物品灭菌合格、仪器设备、术前术中特殊用药情况）。②上脑科固定头架：助手托住患者头部，术者带无菌手套，用碘伏消毒颅钉相应部位的头皮。③严格手术野皮肤消毒	核查患者身份、手术体位、切口部位皮肤消毒、铺单准备局麻药：手术切口周围进行局部浸润麻醉，减少疼痛刺激

续表3-4

阶段	项目	内容	操作流程
	术中	①无菌技术：外科手消毒、无接触式戴手套、戴双层手套，严格执行无菌台铺置、手术器械摆放、手术物品传递。②术中保暖：使用加温毯，液体加温至38 ℃。③缝线的选择：硬膜、皮下组织及切口均采用可吸收缝线缝合。④预防性使用抗菌药物：如手术延长到3 h以上，或失血量超过1 500 mL，应补充一个剂量。⑤定时巡视：观察患者出血量及血压变化，每1小时观察受压部位皮肤情况，在不影响术者操作的情况下对受压部位进行揉按。⑥手术结束前20 min，与主管医生明确患者术后去向（病房或监护室），并通知病区责任护士做好接收患者的准备，如需要呼吸机的患者，提前通知病房做好准备；为骨折、呼吸障碍的患者准备用具（如过床易，氧气袋等）	巡回护士工作流程：①协助手术人员就位，坚守岗位，注意观察手术进行情况，及时提供术中所需的一切物品。②监督术中无菌技术的正确执行，发现问题及时纠正。保持手术间安静，管理参观人员，嘱其不要随意走动或进入手术间。④严密观察病情变化，保持输液通畅、体位正确、肢体不受压，注意保暖，随时调节室内温度等洗手护士工作流程：①术前提前15~20 min到位，检查手术用物是否齐全、正确，发现遗漏，及时补充。②严格落实查对制度和无菌技术操作规程，认真核对无菌器械、敷料包的消毒日期、灭菌效果。③保持无菌器械台及手术区整洁、干燥。无菌巾一经浸湿，应及时更换或重新加盖无菌巾。④术中严密注意手术的进展及需要，主动、迅速、正确地传递所需要的器械物品，及时收回用过的器械，擦拭血迹，不要堆积于切口周围

续表3-4

阶段	项目	内容	操作流程
	手术结束	①三方核查：患者身份、实际手术方式、术中用药输血情况、手术物品清点、手术标本、皮肤是否完整、病历资料、各种管路（外周静脉通路、中心静脉通路、动脉通路、气管插管、伤口引流、胃管、尿管等）、患者去向（恢复室、病房、ICU病房、急诊、离院）。②患者非切口部位皮肤检查、各种管路的检查：患者所有管路、液路、颅内压传感器等必须妥善固定、标识清晰；尿管夹闭妥善固定，排空尿液。③搬运护理：使用"过床易"搬运患者，搬运过程中注意各种管路，尿袋不能高过膀胱	洗手护士流程：负责手术器械及用物的分类处置，感染手术，器械、敷料等物品按有关规定处理 负责保管切下的标本，术毕交手术医生处理，以防遗失
	送患者出室	①确认放入病历中的"手术护理单"及"手术安全核查表"记录完善无误。②确认患者术中切下来的标本装入标本袋并在标本袋外标记清楚，与主管医生确认无误后在"护理记录单"中签字。③检查接送车各部件完好，转运床单位整齐，妥善为患者保暖。由主管医生，麻醉医生及巡回护士共同看护转运，如为感染手术则用感染手术专用车。④患者用物准备：患者病历，影像资料、假牙等用物携带齐全，置于接送车尾端置物袋内	巡回护士、麻醉医生与主管医生核对患者后，共同将患者护送至病房或ICU

续表3-4

阶段	项目	内容	操作流程
	到病房或ICU	与病房护士详细交接手术患者术中情况，对出现问题的皮肤要做详细的描写，若为麻醉清醒患者，则协助患者穿好衣服后与病区护士交接	与病房或ICU护士交接，相关事项
术后	健康指导	术中留置的导尿管，在麻醉清醒后6 h拔管；术后有可能出现吸收热，体温升高，必要时请咨询医生给予适当用药；保持切口清洁干燥，正常情况下，2周后可考虑淋浴，但勿揉搓切口	向患者及家属进行健康教育
	随访	伤口愈合情况（甲级、乙级、丙级）	术后1周内，随访

第五节　神经外科ERAS营养流程

　　营养状况好坏是影响手术患者能否早期康复的重要因素，包括术前和术后的营养支持，神经外科ERAS营养流程详见图3-1~图3-2。

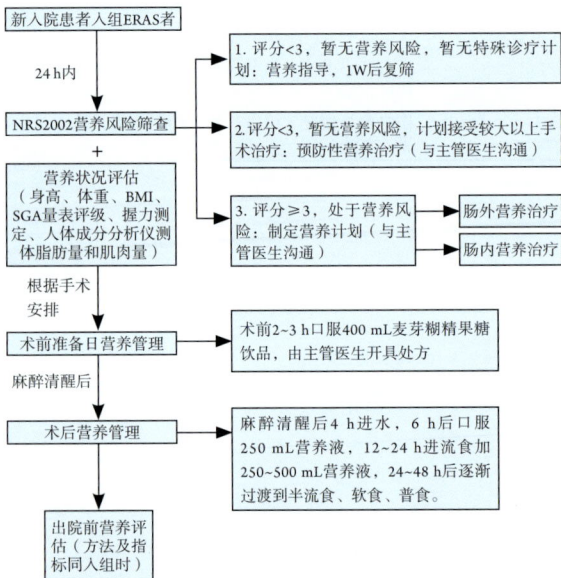

图3-1　神经外科ERAS营养流程图（ERAS组）

新入院患者纳入对照组者

24 h内

NRS2002营养风险筛查（根据评分处理方法同实验组）营养状况评估（方法及指标同实验组）

1.评分<3，暂无营养风险，暂无特殊诊疗计划：营养指导，1W后复筛

2.评分<3，暂无营养风险，计划接受较大以上手术治疗：预防性营养治疗（与主管医生沟通）

3.评分≥3，处于营养风险：制定营养计划（与主管医生沟通）

肠外营养治疗

肠内营养治疗

根据手术安排

术前准备日营养管理 → 不需特殊处理

麻醉清醒后

术后营养管理 → 麻醉清醒后，常规执行禁食、流食、普食医嘱。

出院前营养评估（同实验组）

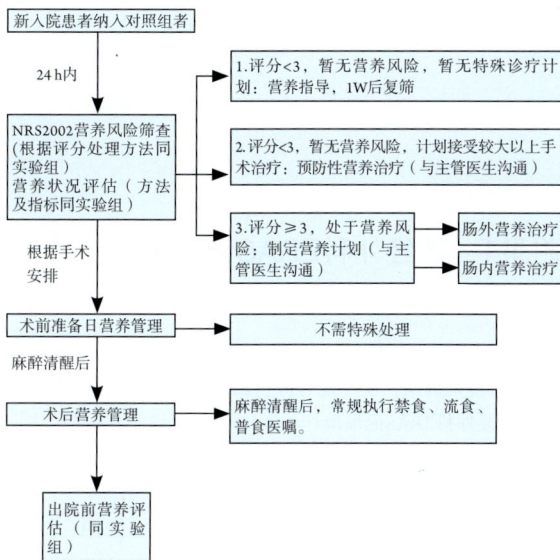

图3-2 神经外科ERAS营养流程图（对照组）

附录1 神经外科ERAS记录单

在制定神经外科ERAS规范化流程的同时，为了详细记录ERAS相关数据，便于统计分析ERAS安全性和有效性，设计了神经外科ERAS记录单。

神经外科 ERAS 记录单							
患者姓名		ID 号			住院号		
性别		年龄			住院日期	年 月 日	
联系人		联系电话			家庭地址		
主管医生		主管护士	/		诊 断		
麻醉医师		手术日期	月 日		手术名称		

术 前 评 估			
	知情同意	签署：是□ 否□	
	基本情况	体重（　）kg；身高（　）cm；BMI（　）； 体脂（　）kg；肌肉（　）kg	
		吸烟年限（　）年，（　）支／日； 饮酒年限（　）年，（　）两／日	平均
	基础疾病	高血压□；糖尿病□；高血脂□； 冠心病□；其他；	记录
	NRS2002	总分（　）=疾病（　）+营养（　）+ 年龄（　）；SGA（　）级	
	生存质量评估	KPS（　）分；QOL（　）分；SF-12（　）分	
	HAD 评分	焦虑（　）分；抑郁（　）分	
	静脉血栓风险	Autar DVT（　）；Caprini（　）	
	PONV 风险评估	0 □　　1 □　　2 □　　3 □　　4 □	
	手术压创风险评估	（　　　　）分	手术室

术 前 护 理		
术前戒烟	否□ 是□；戒烟时间（　　）日	
肺功能训练	否□ 是□；吹气球□ 扩胸□（　　）次 / 日， （　　）分钟 / 次，共（　　）天；	
练习经口呼吸	否□ 是□；训练次数（　　）次 / 日，共（　　）天；	
练习床上大小便	否□ 是□；训练次数（　　）次 / 日，共（　　）天；	
术前解大便时间	术日□ 术前 1 d□（　　）h （注：距离接患者具体时间）	
术前肠道干预	否□ 是□ 清洁灌肠□ 开塞露诱导□ 其它：	
备皮范围	全剃□ 局部□ 切口外 2 cm□	
皮肤消毒	洗必泰□ 碘伏□；其他：	
漱口液使用	是□ 否□ 使用（　　）天；（　　）次 / 日	
滴鼻液使用	是□ 否□ 使用（　　）天；（　　）次 / 日	
禁食时间	距离接患者具体时间（　　）h；6 h□ 8 h□ 10 h 及以上□	
进食营养液	无□ 有□；距离接患者具体时间（　　）h	
进食葡萄糖液	无□ 有□；距离接患者具体时间（　　）h	
空腹血糖水平	数值（　　）mmol/L； 距离接患者具体时间（　　）h	
术前血糖	数值（　　）mmol/L；（入室时血糖）	
气道保护	基础病：1.　　　　；2.	
肺功能	正常□；轻度障碍□；中度障碍□	
术前干预	无□ 有□；雾化□ 静脉□	
干预药物	激素□；支扩剂（SABA□ SAMA□）； 黏液溶解剂□；抗菌药□	
给药时间	qd□；bid□；tid 及以上□；每日（　　）次	

手术室管理			
	手术室参数	室温： ℃；湿度： %	
	出入室时间	入室： 时 分；出室： 时 分；总时间： 小时 分	
	手术时间	开 始： 时 分；结束： 时 分； 总时间： 小时 分	
	心理状况	紧张□ 焦虑□ 平和□ 淡漠□	
	导尿时间	全麻后□ 全麻前□	
	抗生素预防	药品： ；剂量： ；追加：有□ 无□	
	输液反应	□无 □有：具体情况：	记录
	血糖波动范围	最低值（ ）mmol/L 最高值（ ）mmol/L	
低体温预防	体温	入室体温： ℃ 维持：<36 ℃□ 36 ℃~37 ℃□ >37 ℃□；	
	加温设备	无□ 有□；加温至 ℃； 设备：加温毯□ 加温柜□	
	输血输液加温	输血：无□ 有□；加温至 ℃ 输液：无□ 有□；加温至 ℃	
	冲洗液加温	无□ 有□；加温至 ℃； 保温设施：	
	低体温发生	无□ 有□；持续时间：（ ）h	
压创	术中体位	仰卧位□ 侧卧位□ 俯卧位□ 坐位□ 其它	
	受压部位	□头（枕.耳.眼） □躯干（肩.髂棘.骶尾） □四肢（肘.膝.足跟.足尖）	
	护理频次	（ ）次；1~2□ 3~4□ 5~6□ 7~8□ 9~10□ >10□	
	VTE 预防	弹力袜□ 气压泵□ □药物：	

麻 醉 管 理		
麻醉时间	开　始：　时　分；结束：　时　分； 总时间：　小时　分	
麻醉方式	静脉□　吸入□　复合□；	
监测项目	脑电深度□　心排□　肌松□　体温□ 动脉血气□	
术中循环情况	□平稳　□低灌注； 持续时间：　分钟　　（特殊情况记录）	记录
液体出量	出血量　　mL；尿量　　mL；总计：　　mL	
补液量	晶体液　　mL；胶体　　mL；总计：　　mL	
输血量	□无　□有：红细胞　单位；血浆　mL； 冷沉淀　单位	
输血反应	□无不良输血反应　□有： （特殊情况记录）	记录
预防呕吐	无□　有□　药物：　剂量：　其他：	
预防黏膜病变	无□　有□　药物：　剂量：　其他：	
低血糖发生	无□　有□；持续时间（　）h； 最低值（　）	
高血糖发生	无□　有□；持续时间（　）h； 最高值（　）	
清醒程度分级	0级□　1级□　2级□　3级□　4级□	
Steward评分	总分（　）=清醒程度（　）+呼吸（　）+ 肢体活动（　）	
出室前拔管	是□　有呼吸未拔管□　无呼吸□	

术 中 管 理		
引流管放置	□无　□有：引流管　根；部位： □术区　□硬膜外　□脑室	
引流管拔管时间	<24 h□　24~48 h□　>48 h□；术后（　）h	
术初切口局麻	无□　有□　药物：罗哌□　利多□　其他：	
术毕切口局麻	无□　有□　药物：罗哌□　利多□　其他：	
硬膜缝合	可吸收线□ 不可吸收线□（严密□　不严密□）	
皮下缝合	可吸收线□ 不可吸收线□　（间断□　连续□）	
皮肤缝合	可吸收线□（皮内□　间断□）； 不可吸收线□　订皮机□	

术后医疗管理			
手术当日	疼痛部位：	切口痛□ 头部非切口痛□ □其他：	
	疼痛性质：	钝痛□ 刺痛□ 胀痛□ 压迫性□（间断性□ 持续性□）	
	疼痛 VAS 评分：	清醒后 0~4 h（ ）分；4~8 h（ ）分； 最严重（ ）	
	镇痛泵：	□无 □有：给药量（ ）；冲击次数（ ）；	
	镇痛药物：	□无 □有：阶梯 1□ 阶梯 2□ 阶梯 3□ 给药时间： 药物： ；剂量： ；次数： 次	
术后第一天	疼痛部位：	切口痛□ 头部非切口痛□ □其他：绷带包扎□	
	疼痛 VAS 评分：	8:00~12:00（ ）；12:00~16:00（ ）； 16:00~20:00（ ）；其他（ ）	最严重
	镇痛泵：	□无 □有：给药量（ ）；冲击次数（ ）；	
	镇痛药物：	□无 □有：阶梯 1□ 阶梯 2□ 阶梯 3□ 给药时间： 药物： ；剂量： ；次数： 次	
术后第二天	疼痛部位：	切口痛□ 头部非切口痛□ □其他：	
	疼痛 VAS 评分：	8:00~12:00（ ）；12:00~16:00（ ）； 16:00~20:00（ ）；其他（ ）	最严重
	镇痛泵：	□无 □有；给药量（ ）；冲击次数（ ）；	
	镇痛药物：	□无 □有：阶梯 1□ 阶梯 2□ 阶梯 3□ 给药时间： 药物： ；剂量： ；次数： 次	
术后第三天	疼痛部位：	切口痛□ 头部非切口痛□ □其他：	
	疼痛 VAS 评分：	8:00~12:00（ ）；12:00~16:00（ ）； 16:00~20:00（ ）；其他（ ）	最严重
	镇痛泵：	□无 □有；给药量（ ）；冲击次数（ ）；	
	镇痛药物：	□无 □有：阶梯 1□ 阶梯 2□ 阶梯 3□ 给药时间： 药物： ；剂量： ；次数： 次	
	疼痛持续时间	1 d□；2 d□；3 d□；4 d□；5 d□；6 d 及以上□；	
	镇痛给药天数	1 d□；2 d□；3 d□；4 d□；5 d□；6 d 及以上□；	
	气道保护	□无 □有： 雾化□ 静脉□	
	干预药物：	激素□；支扩剂（SABA□ SAMA□）； 黏液溶解剂□；抗菌药□	

	干预时间：	tid □； bid □； tid 及以上□； 每日（　）次	
	呼吸道并发症	无 □　有 □； 具体情况：	记录
	消化道黏膜保护	奥美拉唑（　）mg；（　）次/日，使用（　）日	
	黏膜病变	无 □　有 □；具体情况：	记录
术日	PONV 预防	□无 □有　药物：　；剂量：　；次数：　次	麻醉
	恶心 VAS 评分	清醒后 0~4 h（　）分；4~8 h（　）分；最严重（　）	
	呕吐频次	最严重时（　）次/小时；当天呕吐总次数（　）	
	止吐药物	□无 □有　药物：　；剂量：　；次数：　次	
第一天	恶心 VAS 评分	8:00~12:00（　）；12:00~16:00（　）； 16:00~20:00（　）；其他（　）	最严重
	呕吐次数	最严重时（　）次/小时；当天呕吐总次数（　）	
	止吐药物	□无 □有　药物：　；剂量：　；次数：　次	
第二天	恶心 VAS 评分	8:00~12:00（　）；12:00~16:00（　）； 16:00~20:00（　）；其他（　）	最严重
	呕吐次数	最严重时（　）次/小时；当天呕吐总次数（　）	
	止吐药物	□无 □有　药物：　；剂量：　；次数：　次	
	PONV 持续时间	1 d □； 2 d □； 3 d □； 3 d 及以上□；	
	PONV 给药天数	1 d □； 2 d □； 3 d □； 3 d 及以上□；	
	癫痫预防	□无 □有　药物：　；剂量：　；（　）次/日	
	每日液体量	术日　mL； 1 d　mL； 2 d　mL； 3 d　mL； 4 d　mL	
	切口愈合情况	甲级□　　乙级□　　丙级□	
	手术并发症	□无 □有　复查 CT：□良好　□血肿　□水肿 □梗死；其他：	记录
	非手术并发症	□无 □有　并发症：	记录

术后护理管理			
气管插管拔管时间	手术室已拔管□；术后（　）h 拔管		
拔除尿管时间	清醒后（　）h（　）min； 6h 内□　<24h □　>24h □		
预防血栓	弹力袜：□无　□有； 气压泵治疗：□无　□有； 肢体运动		
术后 Braden 评估	（　）分；措施：		记录
床上运动时间	全麻醒后（　）h；活动次数（　）； 活动时间（　）h		
首次下床运动时间	全麻醒后（　）h；运动量（　）步； 下床时间（　）h		
术后 1d 运动	运动次数（　）；累计运动时间（　）h； 总运动量（　）步		
术后 2d 运动	运动次数（　）；累计运动时间（　）h； 总运动量（　）步		
正常活动时间	术后 1d □；2d □；3d □；4d □；5d □及以上		标准
首次饮水时间	全麻醒后（　）h（　）min；饮水量（　）mL；		
术日饮水情况	1h（　）mL；2h（　）mL；3h（　）； 4h（　）mL；4h 总量（　）mL		
首次营养液时间	全麻醒后（　）h（　）min； 进食量（　）mL；当天总进食量（　）mL		
首次进食时间	流食：全麻醒后（　）h； 固食：术后 1d □；2d □；3d □及以上□		
进食量正常时间	术后 1d □；2d □；3d □；4d □； 5d □及以上		标准
术后输液天数	1d □　2d □　3d □　4d □　5d □　>5d □		
睡眠管理	术前 1d	睡眠时间（　）h；VAS（　）； 干预药物：　　　无干预□	
	手术当日	睡眠时间（　）h；VAS（　）； 干预药物：　　　无干预□	
	术后 1d	睡眠时间（　）h；VAS（　）； 干预药物：　　　无干预□	
	术后 2d	睡眠时间（　）h；VAS（　）； 干预药物：　　　无干预□	

出 院 情 况		
出院状态评估	KPS（ ）分；QOL（ ）分；SF-12（ ）分；HAD 焦虑（ ）、抑郁（ ）	
	体重（ ）Kg；BMI（ ）；体脂（ ）kg；肌肉（ ）kg	
满意度评价	医生（ ）分；护理（ ）分；病区管理（ ）；手术室（ ）	
住院参数	住院总费用： 元；住院天数： 天；术后住院天数（ ）天	
术后随访	第一次随访（7 d）	日期： 月 日；出院后（ ）d；方式（电话□ 门诊□）
		KPS（ ）分；QOL（ ）分 SF-12（ ）分；满意度（ ）分
	第二次随访（2 w）	日期： 月 日；出院后（ ）d；方式（电话□ 门诊□）
		KPS（ ）分；QOL（ ）分 SF-12（ ）分；满意度（ ）分；
	第三次随访（1 m）	日期： 月 日；出院后（ ）d；方式（电话□ 门诊□）
		KPS（ ）分；QOL（ ）分 SF-12（ ）分；满意度（ ）分
再入院或再手术	□无 □有；再手术□，术后第（ ）天；再入院□，出院后第（ ）天	记录
特殊情况记录：		

该记录单跟随病历，由各个学科负责记录相关数据，最后汇总。

附录2 神经外科ERAS所用量表

焦虑抑郁量表（HAD）

姓名 _____ 性别 ____ 年龄 ____

指导语：情绪在大多数疾病中起着重要作用，如果医生了解您的情绪变化，他们就能给您更多的帮助。请您阅读以下各个项目，根据您上个月以来的情绪状态，选择最适当的答案。对这些问题的回答不要做过多的考虑，立即作出的回答会比考虑后再回答更切合实际。

问题回答

1. 我感到紧张（或痛苦）　　　　　　　　　　（　）
   A. 几乎所有时候　　　　B. 大多数时候
   C. 有时　　　　　　　　D. 根本没有

2. 我对以往感兴趣的事情还是有兴趣　　　　　（　）
   A. 肯定一样　　　　　　B. 不像以前那样多
   C. 只有一点儿　　　　　D. 基本上没有了

3. 我感到有点害怕，好象预感到有什么可怕事情要发生 （　　）
   A. 非常肯定和十分严重　　　　B. 是有，但并不太严重
   C. 有一点，但并不使我苦恼　　D. 根本没有

4. 我能够哈哈大笑，并看到事物好的一面 （　　）
   A. 我经常这样　　　　　　　　B. 现在已经不大这样了
   C. 现在肯定是不太多了　　　　D. 根本没有

5. 我的心中充满烦恼 （　　）
   A. 大多数时间　　　　　　　　B. 常常如此
   C. 时时，但并不经常　　　　　D. 偶然如此

6. 我感到愉快 （　　）
   A. 根本没有　　　　　　　　　B. 并不经常
   C. 有时　　　　　　　　　　　D. 大多数

7. 我能够安闲而轻松地坐着 （　　）
   A. 肯定　　　　　　　　　　　B. 经常
   C. 并不经常　　　　　　　　　D. 根本没有

8. 我对自己的仪容（打扮自己）失去兴趣 （　　）
   A. 肯定
   B. 并不象我应该做到的那样关心
   C. 我可能不是非常关心　　　　D. 我仍象以往一样关心

9. 我有点坐立不安，好象感到非要活动不可 （　　）
   A. 确实非常多　　　　　　　　B. 是不少
   C. 并不很多　　　　　　　　　D. 根本没有

10. 我对一切都是乐观地向前看 （　　）
    A. 差不多是这样做的　　　　　B. 并不完全是这样做的
    C. 很少这样做　　　　　　　　D. 几乎从来不这样做

11. 我突然发现恐慌感　　　　　　　　　　（　　）

    A. 确实很经常　　　　　　　　B. 时常

    C. 并非经常　　　　　　　　　D. 根本没有

12. 我好象感到情绪在渐渐低落　　　　　　（　　）

    A. 几乎所有的时间　　　　　　B. 很经常

    C. 有时　　　　　　　　　　　D. 根本没有

13. 我感到有点害怕，好象某个内脏器官变坏了　（　　）

    A. 根本没有　　　　　　　　　B. 有时

    C. 很经常　　　　　　　　　　D. 非常经常

14. 我能欣赏一本好书或一项好的广播或电视节目　（　　）

    A. 常常　　　　　　　　　　　B. 有时

    C. 并非经常　　　　　　　　　D. 很少

　　评分标准：本表包括焦虑和抑郁2个亚量表，分别针对焦虑（A）和抑郁（D）问题各7题，共14个条目，奇数题为焦虑（A），偶数题为抑郁（D）。各条目分0-3四个等级分，选项A为0分、选项B为1分、选项C为2分、选项D为3分。得分越高表示焦虑或抑郁症状越严重。焦虑与抑郁两个分量表的分值划分为：0~7分属无症状；8~10分属可疑存在；11~21分属肯定存在；在评分时，以8分为起点，即包括可疑及有症状者均为阳性。

KPS 评分表

Karnofsky（卡氏）功能状态评分表

体力状况	评分
正常，无症状和体征	100分
能进行正常活动，有轻微症状和体征	90分
勉强进行正常活动，有一些症状或体征	80分
生活能自理，但不能维持正常生活和工作	70分
生活能大部分自理，但偶尔需要别人帮助	60分
常需要人照料	50分
生活不能自理，需要特别照顾和帮助	40分
生活严重不能自理	30分
病重，需要住院和积极的支持治疗	20分
重危，临近死亡	10分
死亡	0分

疼痛 VAS 评分标准

疼痛 VAS 评分标准

分值	VAS疼痛评分标准（0分~10分）
0 分	无痛；
3 分以下	有轻微的疼痛，能忍受；
4分~6分	患者疼痛并影响睡眠，尚能忍受；
7分~10分	患者有渐强烈的疼痛，疼痛难忍，影响食欲，影响睡眠。

数字评分法（VAS）是将疼痛的程度用 0 到 10 共 11 个数字表示，0 表示无痛，10 代表最痛，患者根据自身疼痛程度在这 11 个数字中挑选一个数字代表疼痛程度。

成人 PONV 简易风险评分表

成人PONV简易风险评分	
危险因素	评分
女性	1分
非吸烟者	1分
有PONV史	1分
术后使用阿片类药物	1分
总和	0~4分

说明：评分为0、1、2、3和4分的患者预计发生PONV的危险性分别为10%、20%、40%、60%和80%。

恶心呕吐模拟评分标准

视觉模拟评分法（VAS）：以10 cm直尺作为标尺，一端表示无恶心呕吐，另一端为10，表示难以忍受的最严重的恶心呕吐（1~4为轻度，5~6为中度，7~10为重度）。

SF–12 评分表

SF-12 生活质量量表

患者姓名：　　　　　　　住院号：

评定内容	选项	得分
1. 总体而言，你认为你的健康状况如何？	极好 0 分□ 非常好 0 分□ 好 0 分□ 相当不错 0 分□ 差 –2 分□	
2. 下列项目可能是你在某一天的活动。现在，这些活动对你的健康状况有影响吗？如果有，是多大程度？首先，适度活动诸如搬桌子、搞卫生、打保龄球或高尔夫球。这些对你的健康状况有限制吗？	限制很多 4 分□ 限制一点点 2 分□ 一点也没有限制 0 分□	
3. 爬几段楼梯。现在对你的健康状况有限制吗？	限制很多 3 分□ 限制一点点 1 分□ 一点也没有限制 0 分□	
4. 在过去四周，由于身体原因，至少对你想做的工作能实现吗？	不能 0 分□ 能 1 分□	
5. 在过去四周，由于身体原因，对你的工作或日常活动有限制吗？	不 0 分□ 是 2 分□	
6. 在过去四周，由于一些情感问题如感觉郁闷或焦虑，对你想做的工作能实现吗？	不能 0 分□ 能 –7 分□	

续

评定内容	选项	得分
7. 在过去四周，由于一些情感问题如感觉郁闷或焦虑，你是不是不能像往常一样工作或做其他活动？	不 0 分□ 是 –6 分□	
8. 在过去四周，疼痛在多大程度上妨碍你的正常工作（包括家外和家务劳动）？	一点也不 0 分□ 轻微 1 分□ 中度 1 分□ 有一点 2 分□ 严重影响 1 分□	
9. 这些问题是关于在过去四周对你身边的一些事情的感觉。对每一个问题，请给出一个接近你感觉的回答。在过去四周，你感觉有多长时间是平静的？	整个时间 0 分□ 大部分时间 –2 分□ 好长时间 –4 分□ 有些时间 –6 分□ 一点时间 –8 分□ 一点时间也没有 –10 分□	
10. 在过去四周，你精力充沛有多长时间？	整个时间 0 分□ 大部分时间 –1 分□ 好长时间 –2 分□ 有些时间 –3 分□ 一点时间 –5 分□ 一点时间也没有 –6 分□	
11. 在过去四周，你有多长时间感觉不舒服？	整个时间 –16 分□ 大部分时间 –11 分□ 好长时间 –8 分□ 有些时间 –5 分□ 一点时间 –2 分□ 一点时间也没有 0 分□	
12. 在过去四周，你的健康状况或情感问题有多长时间干涉你的社交活动(像访友，亲戚等)？	整个时间 –6 分□ 大部分时间 –8 分□ 有些时间 –6 分□ 一点时间 –3 分□ 一点时间也没有 0 分□	

在选项□打 √
本次评分总分：_____分
评分日期：_____年____月____日 评分医师签字：

生存质量测定量表简表
（QOL-BREF）

填表说明：

这份问卷是要了解您对自己的生存质量、健康情况以及日常活动的感觉如何，请您一定回答所有问题。如果某个问题您不能肯定如何回答，就选择最接近您自己真实感觉的那个答案。

所有问题都请您按照自己的标准、愿望，或者自己的感觉来回答。注意所有问题都只是您最近两星期内的情况。请阅读每一个问题，根据您的感觉，选择最适合您情况的答案。

1.（G1）您怎样评价您的生存质量？

很差	差	不好也 不差	好	很好
1	2	3	4	5

2.（G4）您对自己的健康状况满意吗？

很不满意	不满意	既非满 意也非 不满意	满意	很满意
1	2	3	4	5

下面的问题是关于两周来您经历某些事情的感觉。

3.（F1.4）您觉得疼痛妨碍您去做自己需要做的事情吗？

根本不 妨碍	很少 妨碍	有妨碍 （一般）	比较 妨碍	极妨碍
1	2	3	4	5

4.（F11.3） 您需要依靠医疗的帮助进行日常生活吗?

根本不 需要	很少 需要	需要 （一般）	比较 需要	极需要
1	2	3	4	5

5.（F4.1） 您觉得生活有乐趣吗?

根本没 乐趣	很少 有乐趣	有乐趣 （一般）	比较 有乐趣	极有 乐趣
1	2	3	4	5

6.（F24.2） 您觉得自己的生活有意义吗?

根本没 意义	很少 有意义	有意义 （一般）	比较 有意义	极有 意义
1	2	3	4	5

7.（F5.3） 您能集中注意力吗?

根本不能	很少能	能（一般）	比较能	极能
1	2	3	4	5

8.（F16.1） 日常生活中您感觉安全吗?

根本不 安全	很少 安全	安全 （一般）	比较 安全	极安全
1	2	3	4	5

9.（F22.1） 您的生活环境对健康好吗?

根本不好	很少好	好（一般）	比较好	极好
1	2	3	4	5

下面的问题是关于两周来您做某些事情的能力。

10.（F2.1）您有充沛的精力去应付日常生活吗?

根本 没精力	很少 有精力	有精力 （一般）	多数 有精力	完全 有精力
1	2	3	4	5

11.（F7.1）您认为自己的外形过得去吗?

根本 过不去	很少 过得去	过得去 （一般）	多数 过得去	完全 过得去
1	2	3	4	5

12.（F18.1）您的钱够用吗?

根本 不够用	很少 够用	够用 （一般）	多数 够用	完全 够用
1	2	3	4	5

13.（F20.1）在日常生活中您需要的信息都齐备吗?

根本 不齐备	很少 齐备	齐备 （一般）	多数 齐备	完全 齐备
1	2	3	4	5

14.（F21.1）您有机会进行休闲活动吗?

根本 没机会	很少 有机会	有机会 （一般）	多数 有机会	完全 有机会
1	2	3	4	5

15.（F9.1）您行动的能力如何?

很差	差	不好也不差	好	很好
1	2	3	4	5

下面的问题是关于两周来您对自己日常生活各个方面的满意程度。

16.（F3.3）您对自己的睡眠情况满意吗？

很不满意	不满意	既非满意 也非不满意	满意	很满意
1	2	3	4	5

17.（F10.3）您对自己做日常生活事情的能力满意吗？

很不满意	不满意	既非满意 也非不满意	满意	很满意
1	2	3	4	5

18.（F12.4）您对自己的工作能力满意吗？

很不满意	不满意	既非满意 也非不满意	满意	很满意
1	2	3	4	5

19.（F6.3）您对自己满意吗？

很不满意	不满意	既非满意 也非不满意	满意	很满意
1	2	3	4	5

20.（F13.3）您对自己的人际关系满意吗？

很不满意	不满意	既非满意 也非不满意	满意	很满意
1	2	3	4	5

21.（F15.3）您对自己的性生活满意吗？

很不满意	不满意	既非满意 也非不满意	满意	很满意
1	2	3	4	5

22.（F14.4）您对自己从朋友那里得到的支持满意吗？

很不满意	不满意	既非满意也非 不满意	满意	很满意
1	2	3	4	5

23.（F17.3）您对自己居住地的条件满意吗？

很不满意	不满意	既非满意也非 不满意	满意	很满意
1	2	3	4	5

24.（F19.3）您对得到卫生保健服务的方便程度满意吗？

很不满意	不满意	既非满意也非 不满意	满意	很满意
1	2	3	4	5

25.（F23.3）您对自己的交通情况满意吗？

很不满意	不满意	既非满意也非 不满意	满意	很满意
1	2	3	4	5

下面的问题是关于两周来您经历某些事情的频繁程度。

26.（F8.1）您有消极感受吗？（如情绪低落、绝望、焦虑、忧郁）

没有消极 感受	偶尔 有消极感受	时有 时无	经常 有消极感受	总是 有消极感受
1	2	3	4	5

此外，还有三个问题：

101. 家庭摩擦影响您的生活吗？

根本不 影响	很少 影响	影响 （一般）	有比较 大影响	有极 大影响
1	2	3	4	5

102. 您的食欲怎么样？

很差	差	不好 也不差	好	很好
1	2	3	4	5

103. 如果让您综合以上各方面（生理健康、心理健康、社会
关系和周围环境等方面）
给自己的生存质量打一个总分，您打多少分？（满分为
100 分）_____分

您花了多长时间来填完这份调查表？（   ）分钟

您对本问卷有何建议：

VTE 风险评估表

以下每项风险因素记 1 分：

☐ 年龄为 41~46 岁　　　　☐ 急性心肌梗死

☐ 下肢水肿（现患）　　　　☐ 充血性心力衰竭（<1 个月）

☐ 静脉曲张　　　　　　　　☐ 卧床内科患者

☐ 肥胖（BMI≥25）　　　　☐ 炎症性肠病史

☐ 计划小手术　　　　　　　☐ 大手术史（<1 个月）

☐ 败血症　　　　　　　　　☐ 肺功能异常（COPO）

☐ 严重肺部疾病、含肺炎（<1 月）

☐ 口服避孕药或雌激素替代治疗

☐ 妊娠期或产后（<1 个月）

☐ 不明原因死产，习惯性流产（≥3次），早产伴有新生儿
　毒血症或发育受限

☐ 其他风险因素_____

小计：_____

以下每项风险因素记 5 分：

☐ 脑卒中（<1 个月）　　　☐ 多发性创伤（<1 个月）

☐ 选择性下肢关节置换术

☐ 髋关节、骨盆或下肢骨折

☐ 急性骨髓损伤（瘫痪）（<1 个月）

小计：_____

以下每项风险因素记 2 分：

☐ 年龄 60~64 岁　　　　　☐ 中心静脉置管

☐ 关节镜手术　　　　　　　☐ 大手术（45 分）

□ 恶性肿瘤（既往或现患）　　□ 腹腔镜手术数（>45 分）

□ 患者需要卧床（>72 小时）　　□ 石膏固定（<1 个月）

小计：_____

以下每项风险记 3 分：

□ 年龄 ≥75岁　　　　　　　　□ 血栓家庭病史

□ DVT/PE 患者史　　　　　　　□ 凝血酶原 20120A 阳性

□ 因子 VLeiden 阳性　　　　　□ 狼疮抗凝物阳性

□ 血清同型半胱氨酸升高

□ 肝素引起的血小板减少（HIT）

（不可使用肝素或者任何低分子肝素）

□ 抗性磷脂抗体升高

□ 其他先天或后天血栓形成

类型：

* 最易漏诊的风险因素

小计：_____

风险因素总分：_____

风险因素总分	风险等级	DVT 发生率	推荐预防方案
0~1	低危	<10%	早期活动
2	中危	10%~20%	药物预防或物理预防
3~4	高危	20%~40%	药物预防和 / 或物理预防
5	极高危	DVT 发生率 40%~80%，死亡率 1%~5%	药物预防和物理预防

□门诊小手术，无需 VTE 预防；□ VTE 预防禁忌症

AutarDVT 风险评估量表

下肢深静脉血栓（AutarDVT）风险评估量表							
	0 分	1 分	2 分	3 分	4 分	5 分	6 分 7 分
年龄相关	10~30	31~40	41~50	51~60	>61		
身体质量指数（BMI）：体重（kg）/身高（M）²	体重不足（16~19）	体重适中（20~25）	超重（26~30）	肥胖（31~40）	过度肥胖（>40）		
特殊风险种类：口服避孕药·		25~30	>35	怀孕或产褥期			
活动能力	能自主活动	活动受限（需要器械辅助）	活动严重受限（需要他人帮助）	轮椅	绝对卧床		
创伤风险种类（仅限术前）		头部或胸部	头部及胸部；脊柱	盆腔	下肢		
外科干预（仅对应一项合适的外科干预）		小手术<30 min	择期大手术	急诊大手术；骨盆手术；胸部手术；腹部手术	骨科手术（腰部以下）；脊柱手术		
现有的高风险疾病		溃疡性结肠炎	镰状细胞贫血；红细胞增多症；溶血性贫血	慢性心脏病（冠心病）	心肌梗死	恶性肿瘤	静脉曲张 DVT或CVA史

下肢深静脉血栓(AutarDVT)风险评估量表

得分	风险类别	干预措施
<6	无风险	
7~10	低分险 (<10%)	下床活动、健康教育和 / 或循序减压弹力袜（GECS）
11~14	中度分险 (11%~40%)	下床活动、健康教育、循序减压弹力袜、气压泵 (IPC)、药物治疗
≥15	高分险（>41%）	下床活动、健康教育、循序减压弹力袜、气压泵 (IPC)、药物治疗

手术患者压创风险评估表

		手术患者压创风险评估表		

术前访视时间：　　年　月　日
手术时间：　　　年　月　日
手术间：第　台
患者基本资料：姓名：_____　性别：_____　年龄：_____
病区：_____　床号：_____　ID号：_____
诊断：_____　手术名称：_____　主管医生：_____

		评估项目	分值	得分
手术评估	年龄	☐ 14~39岁	0	
		☐ 40~59岁	1	
		☐ 60~79岁	2	
		☐ ≥80岁或<14岁	3	
	体质指数（kg/m²）	☐ 正常（18.5~23.9）	0	
		☐ 轻度消瘦或轻度超重（17.5<BMI<18.5或24.0≤BMI≤27.9）	1	
		☐ 中度消瘦或中度超重（16.0≤BMI≤17.5或28.0≤BMI≤40.0）	2	
		☐ 重度消瘦或重度超重（BMI<16.0或>40.0）	3	
	体重降低（术前一个月内）	☐ 最多7.4%的体重降低或无改变或不知	0	
		☐ 7.5%到9.9%之间的体重降低	1	
		☐ ≥10%的体重降低	2	

	受压点皮肤情况	□ 完好	0	
		□ 红斑或潮湿	1	
		□ 瘀斑或水肿	2	
		□ 水泡或破损	3	
	活动能力	□ 没有受限	0	
		□ 轻微受限，但可以自主活动	1	
		□ 非常受限，需要协助移动	2	
		□ 完全受限，需要完全依靠他人	3	
	手术级别	□ 一级手术	1	
		□ 二级手术	2	
		□ 三级手术	3	
		□ 四级手术	4	
手术评估	手术类型	□ 择期手术	1	
		□ 急诊手术	2	
	压创相关异常体征或检查结果	□ 高血压前期或高血压	1	
		□ 糖尿病	1	
		□ 有过压创病史	1	
		□ 大小便失禁	1	
		□ 过敏体质	1	
		□ 贫血（血红蛋白≤60 g/L）	1	
		□ 低蛋白血症（白蛋白≤35 g/L）	1	
	手术体位	□ 仰卧位	1	
		□ 颈伸仰卧位	2	
		□ 俯卧位/侧俯卧位/截石位/漂浮体位	3	
		□ 沙滩椅/牵引床/其它特殊体位	4	
	麻醉方式	□ 局麻	0	
		□ 神经阻滞麻醉	1	
		□ 椎管内麻醉	2	
		□ 全麻	3	

手术评估	预计手术时间	☐ <2 h ☐ 2~4 h ☐ 4~6 h ☐ >6 h	0 1 2 3	
	术中体位移动情况	☐ 没有移动，无变化 ☐ 术中调整手术床角度或方向，有变化 ☐ 术中手术体位完全改变	1 2 2	
	术中施加外力情况	☐ 未施加任何外力 ☐ 使用动力系统（电钻、铣刀等）/极少 ☐ 使用其它外力（咬骨钳、椎板咬钳等）间断/持续 ☐ 使用牵引架或术中使用人力牵引	0 1 2 3	
	器械相关性压创	☐ 使用气管插管固定器 ☐ 使用血氧饱和度监测探头 ☐ 使用心电监测连线 ☐ 留置管路（尿管、输液管等） ☐ 使用体位协助物（拉肩带、骨盆固定架、卧位垫等） ☐ 其他_____	1 1 1 1 2 1	

手术评分总计：_____　　评分人：_____　患者/家属签名：_____

风险程度：低度危险≤17分　中度危险18~23分　高度危险≥24分

患者评估结果：根据手术患者压伤风险评估表对患者进行了评估，患者皮肤处于（低度危险☐、中度危险☐、高度危险☐），我们将采取积极措施预防压创发生，在手术期间仍有可能发生不可避免性压创，患者及家属对情况已了解并表示理解。

术后评估	术中血压	□ 没有变化或≤10%的血压变化	0	
		□ 高低起伏或11%~20%血压变化	1	
		□ 持续性或21%~50%血压变化	2	
		□ 控制性降压、低体温	2	
		□ 体外循环低灌注休克、严重创伤	2	
	术中体温	□ 36.0 ℃~37.5 ℃	0	
		□ <36.0 ℃	1	
		□ >37.5 ℃	1	
	皮肤潮湿程度	□ 保持干燥、无潮湿	0	
		□ 皮肤接触部位敷料部分浸湿	1	
		□ 皮肤接触部位敷料大面积浸湿	2	
	失血量	□ <400 mL	0	
		□ 400~800 mL	1	
		□ >800 mL	2	

术后评分总计（手术+术后）：＿＿＿＿＿＿ 评分人：＿＿＿＿＿＿

风险程度：低度风险≤18分　中度风险19~26分　高度风险≥27分

护理 Braden 危险因素评估表

Braden危险因素评估表			
评价内容	1分	2分	3分	4分
1.感知能力	完全受限	非常受限	轻微受限	无损害
2.潮湿度	持续潮湿	非常潮湿	偶尔潮湿	罕见潮湿
3.活动能力	卧床	坐椅子	偶尔步行	经常步行
4.移动能力	完全不能移动	非常受限	轻微受限	不受限
5.营养摄取能力	非常差	可能不足	充足	良好
6.摩擦和剪切力	存在问题	潜在问题	不存在问题	

最高23分，最低6分；轻度危险：15~18分；中度危险13~14分；高度危险：10~12分；极度危险>9分。

测评频率：

1. 首次评估：入院、转科、手术患者 2 h 内负责护士评估记录。

2. 再次评估：

❖ 轻度危险：每周评估。

❖ 中度危险：每日评估。

❖ 高度危险 10~12 分、极度危险：<9 分：每班评估。

❖ 病情变化时随时评估。

压创分期:

可疑深部组织损伤: 潜在的软组织受压力或剪切力的损伤, 皮肤局部变成紫色或褐紫红色, 表皮或呈现充血的水疱。该部分组织之前可能有疼痛、坚实、柔软、潮湿或与邻近组织相比较热或冷。即使给予适当的治疗, 损伤处也可能会急速转变至暴露至皮下组织。

Ⅰ期: 皮肤完整, 局部出现压之不褪色的红色, 通常发生在骨突处。

Ⅱ期: 表皮及部分真皮缺失, 表现为无腐肉的红色或粉红色基底的开放性浅层溃疡, 也可表现为表皮完整或已破溃的含血清的水疱。

Ⅲ期: 全皮层缺失, 伤口可见皮下脂肪组织, 但未见骨、肌腱或肌肉, 也许存在腐肉, 可以存在潜行。

Ⅳ期: 失去全层皮肤组织, 伴骨骼、肌腱或肌肉外露, 腐肉或焦痂可能在溃疡的某些部位出现。常有潜行和窦道存在, 可能发生骨髓炎, 愈合时间长。

无法界定分期: 全皮层缺失, 但溃疡基底被黄色、棕褐色、灰色、绿色或棕色的腐肉掩盖及(或)有棕褐色、褐色或黑色的焦痂在溃疡底部; 直到去除足够的腐肉或焦痂, 溃疡的基底真正深度暴露之后才能界定压创的阶段。

神经外科护理工作满意度调查表

尊敬的病员朋友：您好！

为了解工作质量和服务质量，进一步改进工作，请您根据自己的真实感受留下宝贵意见，在下列表内相应的评价等级下打"√"。真诚感谢您的理解和支持，祝您早日康复！

序	内　容	很满意	较满意	一般	不满意	很不满意
1	您对护士的热情微笑服务态度感到					
2	您对护士的文明及规范用语感到					
3	您对护士的"扎针"技术感到					
4	当您输液时，您对护士的主动巡视感到					
5	您对护士的知识宣教感到					
6	您对护士主动征求并尊重您的意见感到					
7	您对护士的饮食指导感到					
8	您对护士协助和指导您康复训练感到					
9	您对护士给您讲解出院后的注意事项是否理解和满意					

10	您对手术后护理的效果满意度					
11	您对护士的仪表、仪容是否满意					
12	您对床单元的干净、整洁是否满意					
13	对您提出的问题护士是否耐心解答					
14	护士是否经常主动与您交流					
15	护士长是否每天到病房看望、询问、关心您的情况					
16	当您在病房需要帮助时，能及时找到护士，并得到及时帮助					
17	您对病房护士的服务态度感到					
18	您对病房护理工作的整体印象如何					

注：1~16项，很满意为5分，较满意为4分，一般为3分，不满意为2分，很不满意为1分。17、18项，很满意为10分，较满意为8分，一般为6分，不满意为4分，很不满意为2分。满分100分，最低20分。

神经外科医生工作满意度调查表

尊敬的病员朋友：您好！

　　为了解工作质量和服务质量，进一步改进工作，请您根据自己的真实感受留下宝贵意见，在下表内相应的评价等级下打"√"。真诚感谢您的理解和支持，祝您早日康复！

序	内　容	很满意	较满意	一般	不满意	很不满意
1	您对医生的规范和文明用语感到					
2	您对医生仔细耐心询问您的病情感到					
3	您对医生详细告知手术安排流程感到					
4	您对医生讲解知情同意感到					
5	您对主刀医生的医疗技术感到					
6	您对主管医生的医疗技术感到					
7	您对手术安排感到					
8	您对医生合理用药情况感到					
9	您对医生的服务态度感到					
10	您对主管医生每天主动查房和巡视感到					

11	您对医生耐心对您或家属讲解病情感到					
12	您对手术和治疗效果感到					
13	医生在换药操作时的轻柔、认真程度感到					
14	当您在病房需要帮助时能及时找到医生感到					
15	您对医生的仪表、仪容感到					
16	出院时您对医生的健康宣教和后期随访等讲解感到					
17	您对医生对您的重视程度感到					
18	您对医生的整体满意度感到					

注：1~16项，很满意为5分，较满意为4分，一般为3分，不满意为2分，很不满意为1分。17、18项，很满意为10分，较满意为8分，一般为6分，不满意为4分，很不满意为2分。满分100分，最低20分。

参考文献

[1] Akinmokun A, Selby PL, Ramaiya K, et al. The short insulin tolerance test for determination of insulin sensitivity: a comparison with the euglycaemic clamp[J]. Diabet Med, 1992, 9(5): 432-437.

[2] Alshamsi F, Belley-Cote E, Cook D, et al. Efficacy and safety of proton pump inhibitors for stress ulcer prophylaxis in critically ill patients: a systematic review and meta-analysis of randomized trials. Crit Care, 2016, 20(1): 120.

[3] Andrews PL, Sanger GJ. Nausea and the quest for the perfect anti-emetic[J]. Eur J Pharmacol, 2014, 722: 108-121.

[4] Awad S, Varadhan KK, Ljungqvist O. A meta-analysis of randomised controlled trials on preoperative oral carbohydrate treatment in elective surgery[J]. Clin Nutr, 2013, 32(1): 34-44.

[5] Babic T, Browning KN. The role of vagal neurocircuits in the regulation of nausea and vomiting[J]. Eur J Pharmacol, 2014, 722: 38-47.

[6] Bilotta F, Rosa G. Glucose management in the neurosurgical patient: are we yet any closer?[J]. Curr Opin Anaesthesiol, 2010, 23(5): 539-543.

[7] Bisgaard T, Kehlet H. Letter. Randomized clinical trial of the effects of oral preoperative carbohydrates on postoperative nausea and vomiting a er laparoscopic cholecystectomy[J]. Br J Surg, 2005, 92: 415-421.

[8] Brodner G, Pogatzki E, Van Aken H, et al. A multimodal approach to control postoperative pathophysiology and rehabilitation in patients undergoing abdominothoracic esophagectomy[J]. Anesth Analg, 1998, 86(2): 228-234.

[9] Cerantola Y, Valerio M, Persson B, et al. Guidelines for perioperative care after radical cystectomy for bladder cancer: Enhanced Recovery After Surgery (ERAS(®)) society recommendations[J]. Clin Nutr, 2013, 32(6): 879-887.

[10] Chappell D, Jacob M. Influence of non-ventilatory options on postoperative outcome[J]. Best Pract Res Clin Anaesthesiol, 2010, 24(2): 267-281.

[11] American Society of Anesthesiologists Committee. Practice guidelines for preoperative fasting and the use of pharmacologic agents to reduce the risk of pulmonary aspiration: application to healthy patients undergoing elective procedures: an updated report by the American Society of Anesthesiologists Committee on Standards and Practice Parameters[J]. Anesthesiology, 2011, 114(3): 495-511.

[12] de Aguilar-Nascimento JE, Bicudo-Salomão A, Caporossi C, etal. Enhancing surgical recovery in Central-West Brazil: e ACERTO protocol results[J]. e-SPEN: European e-Journal of Clinical Nutrition and Metabolism, 2008, 3(2): e78-e83.

[13] de Boer HD, Detriche O, Forget P. Opioid-related side effects: Postoperative ileus, urinary retention, nausea and vomiting, and shivering. A review of the literature[J]. Best Pract Res Clin Anaesthesiol, 2017, 31(4): 499-504.

[14] Delaney CP, Fazio VW, Senagore AJ, et al. 'Fast track' postoperative management protocol for patients with high co-morbidity undergoing complex abdominal and pelvic colorectal surgery[J]. Br J Surg, 2001, 88(11): 1533-1538.

[15] Dennis K, Zeng L, De Angelis C, et al. A prospective cohort study of patient-reported vomiting, retching, nausea and antiemetic use during neoadjuvant long-course radiation therapy and concurrent 5-fluorouracil-based chemotherapy for rectal adenocarcinoma[J]. Clin Transl Radiat Oncol, 2018, 10: 42-46.

[16] Dilmen OK, Akcil EF, Tunali Y, et al. Postoperative analgesia for supratentorial craniotomy[J]. Clin Neurol Neurosurg, 2016, 146: 90-95.

[17] Elwood C, Devauchelle P, Elliott J, et al. Emesis in dogs: a review[J]. J Small Anim Pract, 2010, 51(1): 4-22.

[18] Epstein AM, Stern RS, Tognetti J, et al. The association of patients' socioeconomic characteristics with the length of hospital stay and

hospital charges within diagnosis-related groups[J]. N Engl J Med, 1988, 318(24): 1579-1585.

[19] Fabling JM, Gan TJ, El-Moalem HE, et al. A randomized, double-blind comparison of ondansetron versus placebo for prevention of nausea and vomiting after infratentorial craniotomy[J]. J Neurosurg Anesthesiol, 2002, 14(2): 102-107.

[20] Faria MS, de Aguilar-Nascimento JE, Pimenta OS, et al. Preoperative fasting of 2 hours minimizes insulin resistance and organic response to trauma after video-cholecystectomy: a randomized, controlled, clinical trial[J]. World J Surg, 2009, 33(6): 1158-1164.

[21] Farid SG, Aldouri A, Morris-Stiff G, et al. Correlation between postoperative infective complications and long-term outcomes after hepatic resection for colorectal liver metastasis[J]. Ann Surg, 2010, 251(1): 91-100.

[22] Fearon KC, Ljungqvist O, Von Meyenfeldt M, et al. Enhanced recovery after surgery: a consensus review of clinical care for patients undergoing colonic resection[J]. Clin Nutr, 2005, 24(3): 466-477.

[23] Garrett M, Consiglieri G, Nakaji P. Transcranial minimally invasive neurosurgery for tumors[J]. Neurosurg Clin N Am, 2010, 21(4): 595-605.

[24] Gava MG, Castro-Barcellos HM, Caporossi C, et al. Enhanced muscle strength with carbohydrate supplement two hours before open cholecystectomy: a randomized, double-blind study[J]. Rev Col Bras Cir, 2016, 43(1): 54-59.

[25] Godoy DA, Di Napoli M, Biestro A, et al: Perioperative glucose control in neurosurgical patients[J]. Anesthesiol Res Pract, 2012, 2012: 690362.

[26] Greco T, Prins ML. Traumatic brain injury and diet[J]. J Child Neurol, 2013, 28(8): 983-988.

[27] Guilfoyle MR, Helmy A, Duane D, et al. Regional scalp block for postcraniotomy analgesia: a systematic review and meta-analysis[J]. Anesth Analg, 2013, 116(5): 1093-1102.

[28] Gustafsson UO, Scott MJ, Schwenk W, et al. Guidelines for perioperative care in elective colonic surgery: Enhanced Recovery After Surgery (ERAS®) Society recommendations.[J]. Clin Nutr, 2012, 31(6): 783-800.

[29] Gustafsson UO, Scott MJ, Schwenk W, et al. Guidelines for perioperative care in elective colonic surgery: Enhanced Recovery After Surgery (ERAS(®)) Society recommendations[J]. World J Surg, 2013, 37(2): 259-284.

[30] Habib AS, El-Moalem HE, Gan TJ. The efficacy of the 5-HT3 receptor antagonists combined with droperidol for PONV prophylaxis is similar to their combination with dexamethasone. A meta-analysis of randomized controlled trials[J]. Can J Anaesth, 2004, 51(4): 311-319.

[31] Hagan KB, Bhavsar S, Raza SM, et al: Enhanced recovery after surgery for oncological craniotomies[J]. J Clin Neurosci, 2016, 24: 10-16.

[32] Hausel J, Nygren J, Lagerkranser M, et al. A carbohydrate-rich drink reduces preoperative discomfort in elective surgery patients[J]. Anesth Analg, 2001, 93(5): 1344-1350.

[33] Hausel J, Nygren J, Thorell A, et al. Randomized clinical trial of the effects of oral preoperative carbohydrates on postoperative nausea and vomiting after laparoscopic cholecystectomy[J]. Br J Surg, 2005, 92(4): 415-421.

[34] Hellickson JD, Worden WR, Ryan C, et al: Predictors of Postoperative Nausea and Vomiting in Neurosurgical Patients[J]. J Neurosci Nurs, 2016, 48(6): 352-357.

[35] Horn CC, Wallisch WJ, Homanics GE, et al. Pathophysiological and neurochemical mechanisms of postoperative nausea and vomiting[J]. Eur J Pharmacol, 2014, 722: 55-66.

[36] Ingemann-Hansen T, Halkjaer-Kristensen J. Computerized tomographic determination of human thigh components. The effects of immobilization in plaster and subsequent physical training[J]. Scand J Rehabil Med, 1980, 12(1): 27-31.

[37] Jain V, Mitra JK, Rath GP, et al. A randomized, double-blinded comparison of ondansetron, granisetron, and placebo for prevention of postoperative nausea and vomiting after supratentorial craniotomy[J]. J Neurosurg Anesthesiol, 2009, 21: 226-230.

[38] Jiang ZW, Zhang S, Wang G, et al. Single-incision laparoscopic distal gastrectomy for early gastric cancer through a homemade single port access device[J]. Hepatogastroenterology, 2015, 62(138): 518-523.

[39] Jones C, Badger SA, Hannon R. The role of carbohydrate drinks in pre-

operative nutrition for elective colorectal surgery[J]. Ann R Coll Surg Engl, 2011, 93(7): 504-507.

[40] Jones EL, Wainwright TW, Foster JD, et al. A systematic review of patient reported outcomes and patient experience in enhanced recovery after orthopaedic surgery[J]. Ann R Coll Surg Engl, 2014, 96(2): 89-94.

[41] Kehlet H. Multimodal approach to control postoperative pathophysiology and rehabilitation[J]. Br J Anaesth, 1997, 78(5): 606-617.

[42] Kehlet H, Wilmore DW. Multimodal strategies to improve surgical outcome[J]. Am J Surg, 2002, 183(6): 630-641.

[43] Kenward H, Pelligand L, Savary-Bataille K, et al. Nausea: current knowledge of mechanisms, measurement and clinical impact[J]. Vet J, 2015, 203(1): 36-43.

[44] Khuri SF, Henderson WG, DePalma RG, et al. Determinants of long-term survival after major surgery and the adverse effect of postoperative complications[J]. Ann Surg, 2005, 242(3): 326-341; discussion 341-343.

[45] Kurita N, Kawaguchi M, Nakahashi K, et al. Retrospective analysis of postoperative nausea and vomiting after craniotomy[J]. Masui, 2004, 53(2): 150-155.

[46] Latz B, Mordhorst C, Kerz T, et al. Postoperative nausea and vomiting in patients after craniotomy: incidence and risk factors[J]. J Neurosurg, 2011, 114(2): 491-496.

[47] Lemanu DP, Singh PP, Berridge K, et al. Randomized clinical trial of enhanced recovery versus standard care after laparoscopic sleeve gastrectomy[J]. Br J Surg, 2013, 100(4): 482-489.

[48] Li HT, Zhao ZH, Ding HY, et al. Effect of craniotomy on oxidative stress and its effect on plasma L-carnitine levels[J]. Can J Physiol Pharmacol, 2014, 92(11): 913-916.

[49] Li L, Wang Z, Ying X, et al. Preoperative carbohydrate loading for elective surgery: a systematic review and meta-analysis[J]. Surg Today, 2012, 42(7): 613-624.

[50] Lidder P, Thomas S, Fleming S, et al. A randomized placebo controlled trial of preoperative carbohydrate drinks and early postoperative nutritional supplement drinks in colorectal surgery[J]. Colorectal Dis, 2013, 15(6): 737-745.

［51］ Liu S, Zhou Y. Perioperative standardized management under the guidance of fast track surgery in gastric cancer patients[J]. Zhonghua Wei Chang Wai Ke Za Zhi, 2015, 18(2): 116-120.

［52］ Ljungqvist O. Randomized clinical trial to compare the effects of preoperative oral carbohydrate versus placebo on insulin resistance after colorectal surgery (Br J Surg 2010; 97: 317-327)[J]. Br J Surg, 2010, 97(3): 327.

［53］ Ljungqvist O, Hubner M. Enhanced recovery after surgery-ERAS-principles, practice and feasibility in the elderly[J]. Aging Clin Exp Res, 2018, 30(3): 249-252.

［54］ Ljungqvist O, Scott M, Fearon KC. Enhanced recovery after surgery: a review[J]. JAMA Surg, 2017, 152(3): 292-298.

［55］ Luo J, Xue J, Liu J, et al: Goal-directed fluid restriction during brain surgery: a prospective randomized controlled trial[J]. Ann Intensive Care, 2017, 7(1): 16.

［56］ Ma R, Livermore LJ, Plaha P. Fast track recovery program after endoscopic and awake intraparenchymal brain tumor surgery[J]. World Neurosurg, 2016, 93:246-252.

［57］ Martín N, Valero R, Hurtado P, et al. Experience with "Fast track" postoperative care after deep brain stimulation surgery[J]. Neurocirugia (Astur), 2016, 27(6): 263-268.

［58］ McNicol ED, Ferguson MC, Hudcova J. Patient controlled opioid analgesia versus non-patient controlled opioid analgesia for postoperative pain[J]. Cochrane Database Syst Rev, 2015(6): CD003348.

［59］ Melloul E, Hubner M, Scott M, et al. Guidelines for Perioperative Care for Liver Surgery: Enhanced Recovery After Surgery (ERAS) Society Recommendations[J]. World J Surg, 2016, 40(10): 2425-2440.

［60］ Meng L, Quinlan JJ. Assessing risk factors for postoperative nausea and vomiting: a retrospective study in patients undergoing retromastoid craniectomy with microvascular decompression of cranial nerves[J]. J Neurosurg Anesthesiol, 2006, 18(4): 235-239.

［61］ Mortensen K, Nilsson M, Slim K, et al. Consensus guidelines for enhanced recovery after gastrectomy: Enhanced Recovery After Surgery (ERAS(R)) Society recommendations[J]. Br J Surg, 2014, 101(10): 1209-1229.

[62] Myklejord DJ, Yao L, Liang H, et al. Consensus guideline adoption for managing postoperative nausea and vomiting[J]. WMJ, 2012, 111(5): 207-213.

[63] Napadow V, Sheehan JD, Kim J, et al. The brain circuitry underlying the temporal evolution of nausea in humans. Cereb Cortex, 2013, 23(4): 806-813.

[64] Necib S, Tubach F, Peuch C, et al. Recovery from anesthesia after craniotomy for supratentorial tumors: comparison of propofol-remifentanil and sevoflurane-sufentanil (the PROMIFLUNIL trial). J Neurosurg Anesthesiol, 2014, 26(1): 37-44.

[65] Nelson G, Altman AD, Nick A, et al. Guidelines for pre-and intra-operative care in gynecologic/oncology surgery: Enhanced Recovery After Surgery (ERAS®) Society recommendations-Part I[J]. Gynecol Oncol. 2016, 140(2): 313-322.

[66] Neufeld SM, Newburn-Cook CV. The efficacy of 5-HT3 receptor antagonists for the prevention of postoperative nausea and vomiting after craniotomy: a meta-analysis[J]. J Neurosurg Anesthesiol, 2007, 19(1): 10-17.

[67] Nygren J, Soop M, Thorell A, et al. Preoperative oral carbohydrate administration reduces postoperative insulin resistance[J]. Clin Nutr, 1998, 17(2): 65-71.

[68] Odom-Forren J, Rayens MK, Gokun Y, et al. The Relationship of Pain and Nausea in Postoperative Patients for 1 Week After Ambulatory Surgery[J]. Clin J Pain, 2015, 31(10): 845-851.

[69] Ota H, Ikenaga M, Hasegawa J, et al. Safety and efficacy of an "enhanced recovery after surgery" protocol for patients undergoing colon cancer surgery: a multi-institutional controlled study[J]. Surg Today, 2017, 47(6): 668-675.

[70] Paolini S, Morace R, Lanzino G, et al. Absorbable intradermal closure of elective craniotomy wounds[J]. Neurosurgery, 2008, 62(5 Suppl 2): ONS490-ONS492; discussion ONS492.

[71] Pereira JL, Vieira G Jr, de Albuquerque LA, et al. Skin closure in vascular neurosurgery: A prospective study on absorbable intradermal suture versus nonabsorbable suture[J]. Surg Neurol Int, 2012, 3: 94.

[72] Perkins J, Ho JD, Vilke GM, et al. American Academy of Emergency

Medicine Position Statement: Safety of Droperidol Use in the Emergency Department[J]. J Emerg Med, 2015, 49(1): 91-97.

[73] Prabhakar H, Singh GP, Mahajan C, et al. Intravenous versus inhalational techniques for rapid emergence from anaesthesia in patients undergoing brain tumour surgery[J]. Cochrane Database Syst Rev, 2016, 9: CD010467.

[74] Ramanathan R, Duane TM. Urinary tract infections in surgical patients[J]. Surg Clin North Am, 2014, 94(6): 1351-1368.

[75] Ren L, Zhu D, Wei Y, et al. Enhanced Recovery After Surgery (ERAS) program attenuates stress and accelerates recovery in patients after radical resection for colorectal cancer: a prospective randomized controlled trial[J]. World J Surg, 2012, 36(2): 407-414.

[76] Rix T, Jourdan L. 'Fast track' postoperative management protocol for patients with high co-morbidity undergoing complex abdominal and pelvic colorectal surgery (Br J Surg 2001; 88: 1533-8)[J]. Br J Surg, 2002, 89(5): 625; author reply 625.

[77] Rojas C, Raje M, Tsukamoto T, et al. Molecular mechanisms of 5-HT(3) and NK(1) receptor antagonists in prevention of emesis[J]. Eur J Pharmacol, 2014, 722: 26-37.

[78] Sarin A, Chen LL, Wick EC. Enhanced recovery after surgery-Preoperative fasting and glucose loading-A review[J]. J Surg Oncol, 2017, 116(5): 578-582.

[79] Sarin A, Litonius ES, Naidu R, et al. Successful implementation of an Enhanced Recovery After Surgery program shortens length of stay and improves postoperative pain, and bowel and bladder function after colorectal surgery[J]. BMC Anesthesiol, 2016, 16(1): 55.

[80] Scott MJ, Baldini G, Fearon KC, et al. Enhanced Recovery After Surgery (ERAS) for gastrointestinal surgery, part 1: pathophysiological considerations[J]. Acta Anaesthesiol Scand, 2015, 59(10): 1212-1231.

[81] Smith MD, McCall J, Plank L, et al. Preoperative carbohydrate treatment for enhancing recovery after elective surgery[J]. Cochrane Database Syst Rev, 2014(8): CD009161.

[82] Spanjersberg WR, Reurings J, Keus F, et al. Fast track surgery versus conventional recovery strategies for colorectal surgery[J]. Cochrane Database Syst Rev. 2011, 16;(2):CD007635. doi: 10.1002/14651858.

CD007635.pub2.

[83] Stadler M, Bardiau F, Seidel L, et al. Difference in risk factors for postoperative nausea and vomiting[J]. Anesthesiology, 2003, 98(1): 46-52.

[84] Stergiopoulou A, Birbas K, Katostaras T, et al. The effect of interactive multimedia on preoperative knowledge and postoperative recovery of patients undergoing laparoscopic cholecystectomy[J]. Methods Inf Med, 2007, 46(4): 406-409.

[85] Sudheer PS, Logan SW, Terblanche C, et al. Comparison of the analgesic efficacy and respiratory effects of morphine, tramadol and codeine after craniotomy[J]. Anaesthesia, 2007, 62(6): 555-560.

[86] Tan C, Ries CR, Mayson K, et al. Indication for surgery and the risk of postoperative nausea and vomiting after craniotomy: a case-control study[J]. J Neurosurg Anesthesiol, 2012, 24(4): 325-330.

[87] Thiele RH, Raghunathan K, Brudney C, et al. American Society for Enhanced Recovery (ASER) and Perioperative Quality Initiative (POQI) joint consensus statement on perioperative fluid management within an enhanced recovery pathway for colorectal surgery[J]. Perioper Med (Lond), 2016, 5: 24.

[88] Thorell A, MacCormick AD, Awad S, et al. Guidelines for Perioperative Care in Bariatric Surgery: Enhanced Recovery After Surgery (ERAS) Society Recommendations[J]. World J Surg, 2016, 40(9): 2065-2083.

[89] Thorell A, Nygren J, Ljungqvist O. Insulin resistance: a marker of surgical stress[J]. Curr Opin Clin Nutr Metab Care, 1999, 2(1): 69-78.

[90] Gan TJ. Postoperative nausea and vomiting--can it be eliminated?[J]. JAMA, 2002, 287(10): 1233-1236.

[91] Tsutsumi R, Kakuta N, Kadota T, et al. Effects of oral carbohydrate with amino acid solution on the metabolic status of patients in the preoperative period: a randomized, prospective clinical trial[J]. J Anesth, 2016, 30(5): 842-849.

[92] Varadhan KK, Lobo DN, Ljungqvist O. Enhanced recovery after surgery: the future of improving surgical care[J]. Crit Care Clin, 2010, 26(3): 527-547.

[93] Viganò J, Cereda E, Caccialanza R, et al: Effects of preoperative oral carbohydrate supplementation on postoperative metabolic stress response

of patients undergoing elective abdominal surgery[J]. World J Surg, 2012, 36(8): 1738-1743.

[94] Vlug MS, Wind J, Hollmann MW, et al. Laparoscopy in combination with fast track multimodal management is the best perioperative strategy in patients undergoing colonic surgery: a randomized clinical trial (LAFA-study)[J]. Ann Surg, 2011, 254(6): 868-875.

[95] Wang JY, Hong X, Chen GH, et al. Mucosolvan serves to optimize perioperative airway management for NSCLC patients in fast track surgery: a randomized placebo controlled study[J]. Eur Rev Med Pharmacol Sci, 2015, 19(15): 2875-2881.

[96] Wang Y, Liu B, Zhao T, et al. Safety and efficacy of a novel neurosurgical enhanced recovery after surgery protocol for elective craniotomy: a prospective randomized controlled trial[J]. J Neurosurg, 2018: 1-12. [Epub ahead of print].

[97] Wang ZG, Wang Q, Wang WJ, et al. Randomized clinical trial to compare the effects of preoperative oral carbohydrate versus placebo on insulin resistance after colorectal surgery[J]. Br J Surg, 2010, 97(3): 317-327.

[98] Watt DG, McSorley ST, Horgan PG, et al. Enhanced recovery after surgery: which components, if any, impact on the systemic inflammatory response following colorectal surgery?: a systematic review[J]. Medicine (Baltimore), 2015, 94(36): e1286.

[99] Weilbach C, Rahe-meyer N, Raymondos K, et al. Postoperative nausea and vomiting (PONV): usefulness of the Apfel-score for identification of high risk patients for PONV[J]. Acta Anaesthesiol Belg, 2006, 57(4): 361-363.

[100] Wilmore DW, Kehlet H. Management of patients in fast track surgery[J]. BMJ, 2001, 322(7284): 473-476.

[101] Wind J, Maessen J, Polle SW, et al. Elective colon surgery according to a 'fast-track' programme[J]. Ned Tijdschr Geneeskd, 2006, 150(6): 299-304.

[102] Woodworth L, Romano PS, Holmes JF. Does Insurance Status Influence a Patient's Hospital Charge?[J]. Appl Health Econ Health Policy, 2017, 15(3): 353-362.

[103] Xu EX. Professor Yin Li: "non-tube no fasting"-an innovative

management of fast-track surgery in patients with esophageal cancer[J].
Ann Transl Med, 2015, 3(9): 129.

[104] Yap KY, Low XH, Chui WK, et al. Computational prediction of state anxiety in Asian patients with cancer susceptible to chemotherapy-induced nausea and vomiting[J]. J Clin Psychopharmacol, 2012, 32(2): 207-217.

[105] Yip VS, Dunne DF, Samuels S, et al. Adherence to early mobilisation: Key for successful enhanced recovery after liver resection[J]. Eur J Surg Oncol, 2016, 42(10): 1561-1567.

[106] Yuill KA, Richardson RA, Davidson HI, et al. The administration of an oral carbohydrate-containing fluid prior to major elective upper-gastrointestinal surgery preserves skeletal muscle mass postoperatively--a randomised clinical trial[J]. Clinical Nutrition, 2005, 24(1): 32-37.

[107] Zani FV, Aguilar-Nascimento JE, Nascimento DB, et al. Benefits of maltodextrin intake 2 hours before cholecystectomy by laparotomy in respiratory function and functional capacity: a prospective randomized clinical trial[J]. Einstein (Sao Paulo), 2015, 13(2): 249-254.

[108] 中华医学会外科学分会, 中华医学会麻醉学分会. 加速康复外科中国专家共识及路径管理指南(2018版)[J]. 中国实用外科杂志, 2018(1): 1-20.

[109] 江志伟, 李宁. 结直肠手术应用加速康复外科中国专家共识(2015版)[J]. 中华结直肠疾病电子杂志, 2015(5): 2-5.

[110] 江志伟, 李宁, 黎介寿. 快速康复外科的概念及临床意义[J]. 中国实用外科杂志, 2007(2): 131-133.

[111] 王友伟, 马驰原, 王汉东, 等. 加速康复外科在经鼻蝶手术治疗垂体腺瘤中的应用[J]. 中华神经外科疾病研究杂志, 2014(2): 113-117.

[112] 尤振兵, 徐达夫, 嵇建, 等. 快速康复外科理念在食管癌治疗中的应用[J]. 中华胃肠外科杂志, 2012(6): 561-563.

[113] 多学科围手术期气道管理专家共识(2016年版)专家组. 多学科围手术期气道管理专家共识(2016年版)[J]. 中华胸部外科电子杂志, 2016, 23(7): 641-645.

[114] 中国加速康复外科专家组. 中国加速康复外科围手术期管理专家共识(2016)[J]. 中华外科杂志, 2016(6): 413-418.

[115] 中国抗癫痫协会专家组. 颅脑疾病手术后抗癫痫药物应用的专家

共识(试行)[J].中华神经外科杂志,2012(7):751-754.

[116] 中华医学会神经外科学分会,中国神经外科重症管理协作组.中国神经外科重症患者气道管理专家共识(2016)[J].中华医学杂志,2016(21):1639-1642.

[117] 中华医学会麻醉学分会.2014版中国麻醉学指南与专家共识[M].王英伟,王国林,田玉科等.术后恶心呕吐防治专家共识(2014).北京:人民卫生出版社,2014:305-310.

AME Books
AME 图书

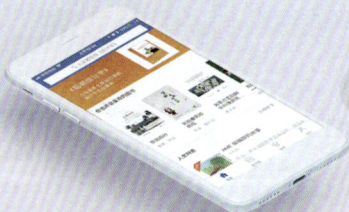

AME 图书 2.0   正式上线
随手，随时，随地关注医学健康与人文

精品医学书籍
囊括AME全系列图书及学术期刊
· 最前沿医学知识
· 最实用科研干货
· 最独到学术见解

多种分类书目
· 按专家分类
· 按专科分类
· 按系列分类
随心所欲，找书不再烦恼！

支持快币兑换
攒了快币没地花？
从此买书不花钱！

目录一键跳转
不再一页一页翻资料，目录
一目了然，一键快捷跳转！

AME JOURNALS

创立于2009年7月的AME Publishing Company（简称AME，代表Academic Made Easy, Excellent and Enthusiastic），是一家崇尚创新、具有国际化视野和互联网思维的医学出版公司。AME拥有专业的期刊运营团队，提供以国际组稿为核心竞争力的全流程出版服务，专注于国际医学期刊、书籍的出版和医疗科研资讯成果的推广，已在香港、台北、悉尼、广州、长沙、上海、北京、杭州、南京和成都等地设立办公室。目前出版了60+本涵盖肿瘤、心血管、胸部疾病、影像和外科等不同领域的学术期刊，已有18本被PubMed收录，13本被SCI收录，出版中英文医学专业图书近百本。

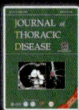

期刊名称：JTD 创刊时间：2009年12月 PubMed收录：2011年12月 SCI收录：2013年2月 影响因子（2018）：2.027	**期刊名称：TCR** 创刊时间：2012年6月 SCI收录：2015年10月 影响因子（2018）：1.07	**期刊名称：HBSN** 创刊时间：2012年12月 PubMed收录：2014年1月 SCI收录：2017年6月 影响因子（2018）：3.9

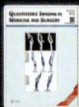

期刊名称：QIMS
创刊时间：2011年12月
PubMed收录：2012年12月
SCI收录：2018年1月
影响因子（2018）：3.074

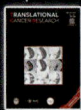

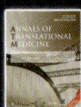

期刊名称：ATM
创刊时间：2013年4月
PubMed收录：2014年9月
SCI收录：2018年3月
影响因子（2018）：3.689

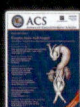

期刊名称：ACS
创刊时间：2012年5月
PubMed收录：2013年6月
SCI收录：2018年5月
影响因子（2018）：2.89

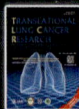

期刊名称：TLCR
创刊时间：2012年3月
PubMed收录：2014年12月
SCI收录：2018年10月
影响因子（2018）：4.806

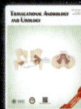

期刊名称：TAU
创刊时间：2012年3月
PubMed收录：2015年12月
SCI收录：2018年12月
影响因子（2018）：2.113

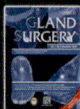

期刊名称：GS
创刊时间：2012年5月
PubMed收录：2014年6月
SCI收录：2019年1月
影响因子（2018）：1.92

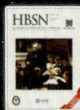

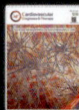

期刊名称：CDT
创刊时间：2011年12月
PubMed收录：2013年10月
SCI收录：2019年1月
影响因子（2018）：2.006

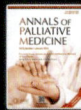

期刊名称：APM
创刊时间：2012年4月
PubMed收录：2015年3月
SCI收录：2019年1月
影响因子（2018）：1.262

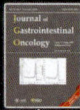

期刊名称：JGO
创刊时间：2010年9月
PubMed收录：2012年7月
SCI收录：2019年2月

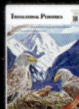

期刊名称：TP
创刊时间：2012年7月
PubMed收录：2016年1月
SCI收录：2019年9月